Dr.白澤の実践メソッド

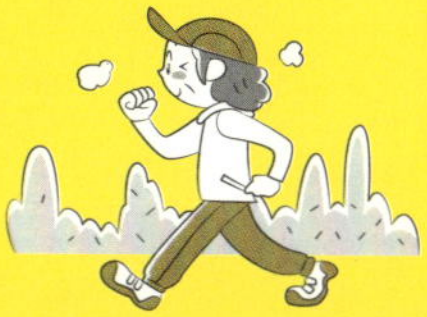

100寿

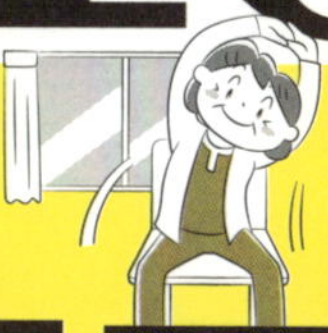

をめざす

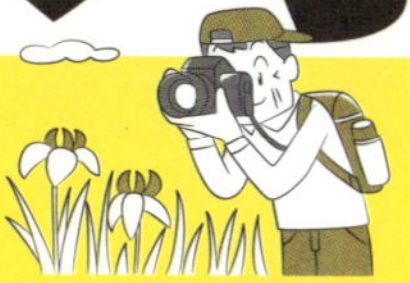

認知症

最新戦略

お茶の水健康長寿クリニック院長
Residence of Hope館林 代表
白澤卓二

主婦の友社

認知症って
どんな病気
なの？

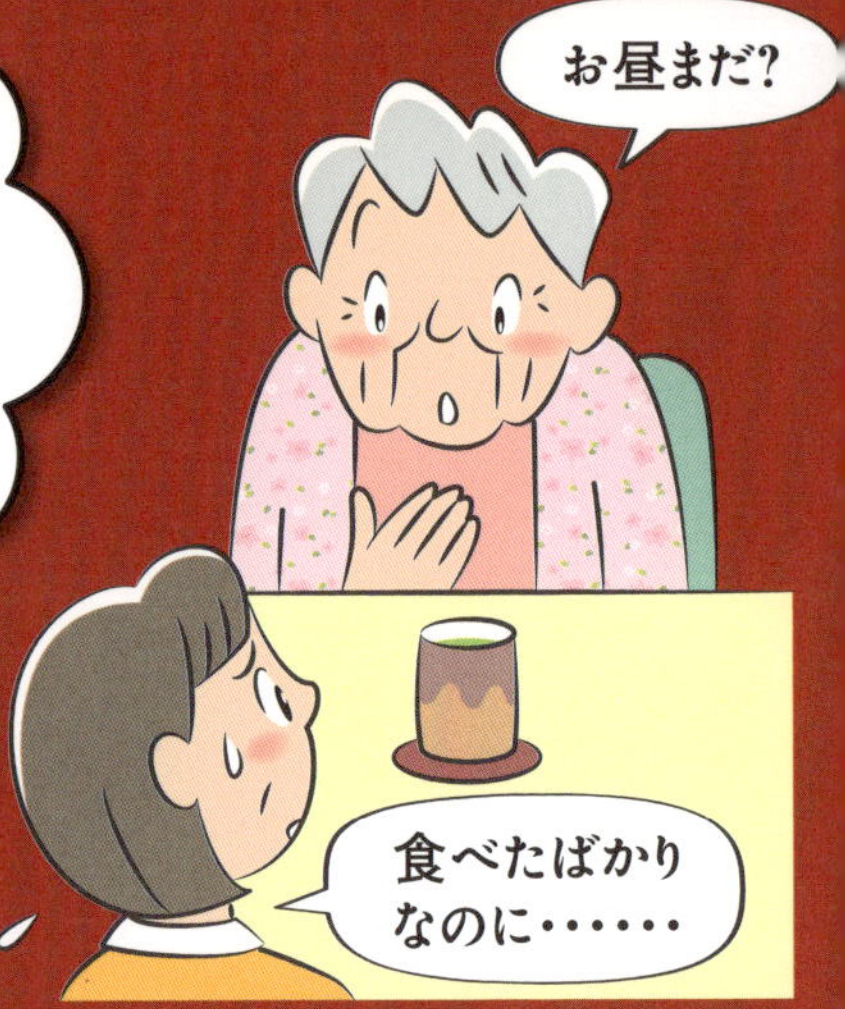

最先端を知る
Dr.白澤に聞く！
認知症の最新情報

認知症とは加齢や病気によって脳の働きが低下し、記憶力や判断力など認知機能が徐々に落ちていって日常生活に支障をきたした状態のことです。

認知症の大半を占めるアルツハイマー病は、「根本的な治療法はない」といわれていますが、世界各国でさまざまな研究が行われ、現在は「元に戻す（リバース）」ことができる病気だという専門家もいます。

アルツハイマー病をはじめ、認知症についての疑問を、抗加齢・長寿研究の第一人者であるDr.白澤卓二に聞きました！

Q1 認知症は誰でもなるの？

YES

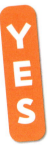

病気によって起こるものもありますが、認知症の大半を占めるものは、**加齢に伴う脳の老化による認知機能の低下**です。長生きすれば誰にでも起こり得ると言っていいでしょう。ただし、その程度や進行度合いは個人差が大きくあります。同じ80歳でも若々しい脳の人もいれば、機能がかなり低下している人もいます。

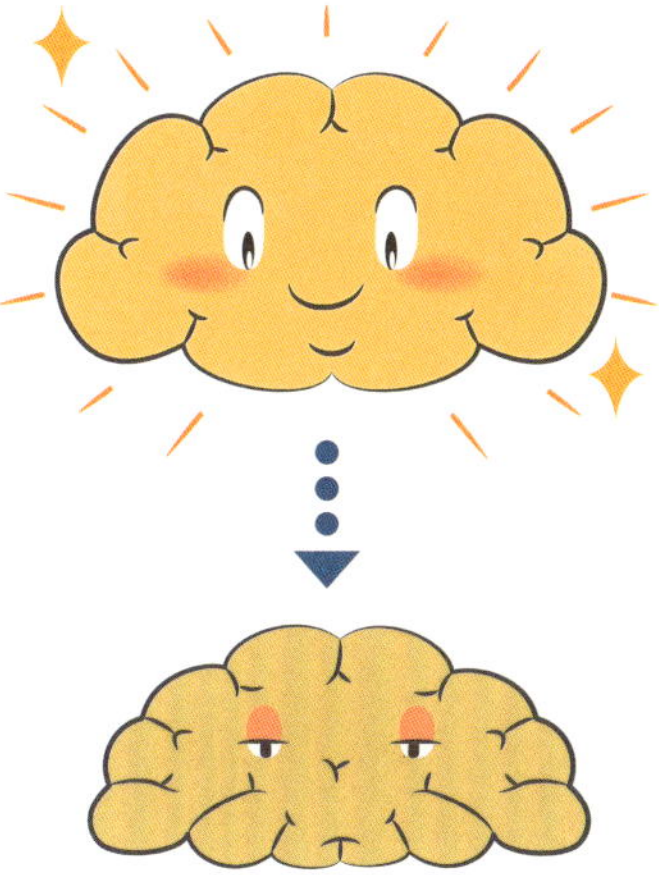

Q2 認知症の心配は高齢者だけ？

NO

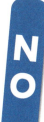

脳の老化はいきなり起こるわけではありません。40代、50代からの**生活習慣が積み重なって発症**します。40代、50代からどんな食事をしているか、運動習慣はあるか、睡眠をとれているかなどで、脳の老化状態は変わります。

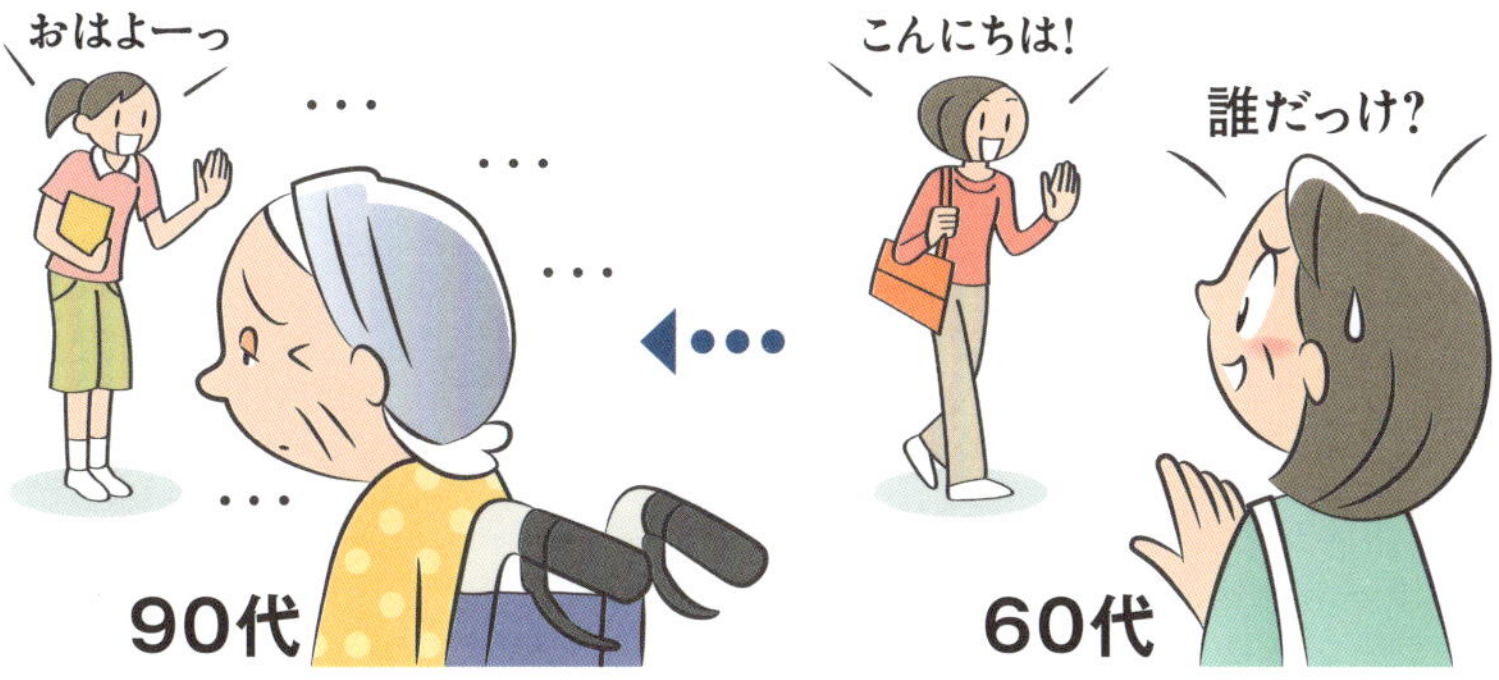

Q3 治る認知症もあるの？

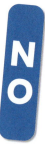

YES

うつ、栄養不足、脳腫瘍《のうしゅよう》、脳梗塞《のうこうそく》、脳出血、慢性硬膜《まんせいこうまく》下血腫《かけっしゅ》、甲状腺《こうじょうせん》機能低下症《きのうていかしょう》、特発性正常圧水頭症《とくはつせいせいじょうあつすいとうしょう》など病気が原因で認知機能が低下しているケースもあります。これらは適切な治療を受けることで、症状が改善するケースが多々あります（詳細は50ページ）。病気が関係しているものは、症状が急に悪化しやすいので、**認知機能が急に落ちた場合は医療機関を受診しましょう**。

Q4 認知症は薬を飲めば治る？

NO

認知症の大半を占めるアルツハイマー病には、アリセプト、レケンビといった治療薬があります。これらは**進行を遅らせる薬であり、根本的な治療ではありません**。また、服用することによる弊害（副作用）もあります。薬を服用するよりも生活習慣を整えることが大事です。

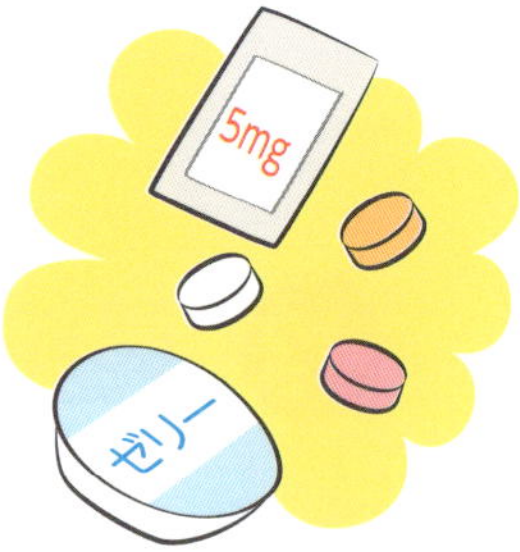

Q5 認知症になったら絶望しかない？

NO

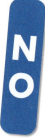

もの忘れがひどくなる、時間や場所がわからなくなる、理解力や判断力が落ちるといった症状は出てきますが、人生が終わるわけではありません。それまでできていたことができなくなったり、人の手を借りなければならなかったりしますが、本人の気の持ちようや家族やサポートしてくれる人の対応しだいで、きげんよく生きることができます。落ちてしまった機能にとらわれず、今できることを大事にしましょう。

Q6 認知症は意思疎通ができないの?

NO

さっき言ったことを覚えていなかったり、話しているときに具体的な名前が出てこなかったり、怒りっぽくなったり、認知症になるとコミュニケーションができなくなるとあきらめてしまう家族もいますが、それは大きな間違いです。もちろん、記憶力や理解力が低下しているので、話のつじつまが合わないこともありますが、それまでの知性や知識が失われているわけではありません。プライドだってありますから、**人生の先輩として敬意を持って接することが大切**です。ただし、大きな声で、わかりやすく伝える必要はあります。

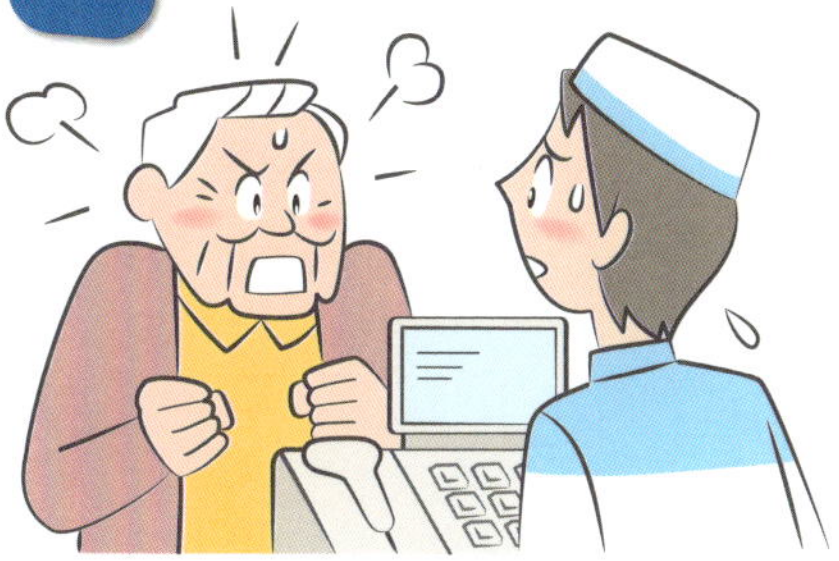

Q7 認知症は生活習慣で予防できる?

YES

認知症の予防や治療には、**食事、運動、睡眠など生活習慣が大きく関係**しています。最近では「認知症は生活習慣病だ」と言う専門家もいるくらいです。どんなものを食べているのか、運動習慣はあるのか、睡眠をとれているのかなどによって脳の老化が早く進むか、遅くなるかは変わります。本書では、若々しい脳を保つためのヒントを網羅しています。

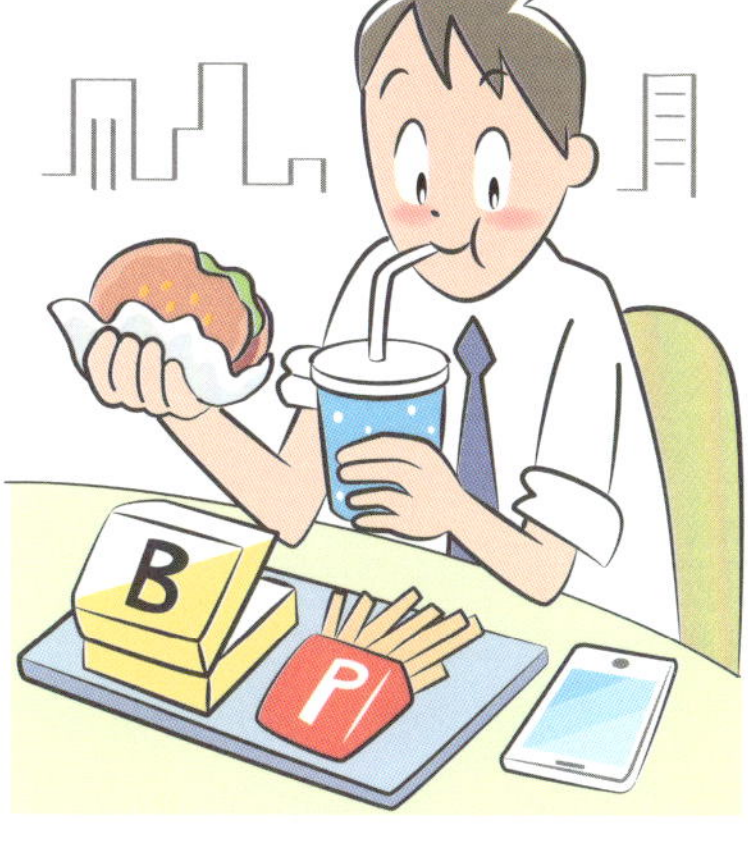

認知症は中年期から始まっている！

60代　50代　30〜40代

加齢による認知機能の低下

加齢とともに記憶力が低下したり、もの忘れが増えたりする。認知症ではないと言う専門家もいるが、いずれも認知機能低下のサイン。いますぐ生活習慣を見直そう。

対策

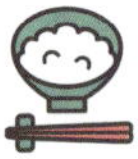
第2章

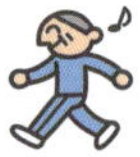
第3章

若年性認知症

65歳未満で発症するケース。半数以上を占めるアルツハイマー病は遺伝が関係している。最先端の神経再生治療で進行が止まるという報告がある。

対策

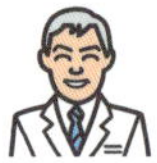
第5章

血管性認知症

脳梗塞や脳出血などが原因で発症する。50代、60代など若い年齢でも発症する。脳の血管の動脈硬化が大きな要因なので生活習慣、特に食事に気をつけることが大事。

対策

第2章

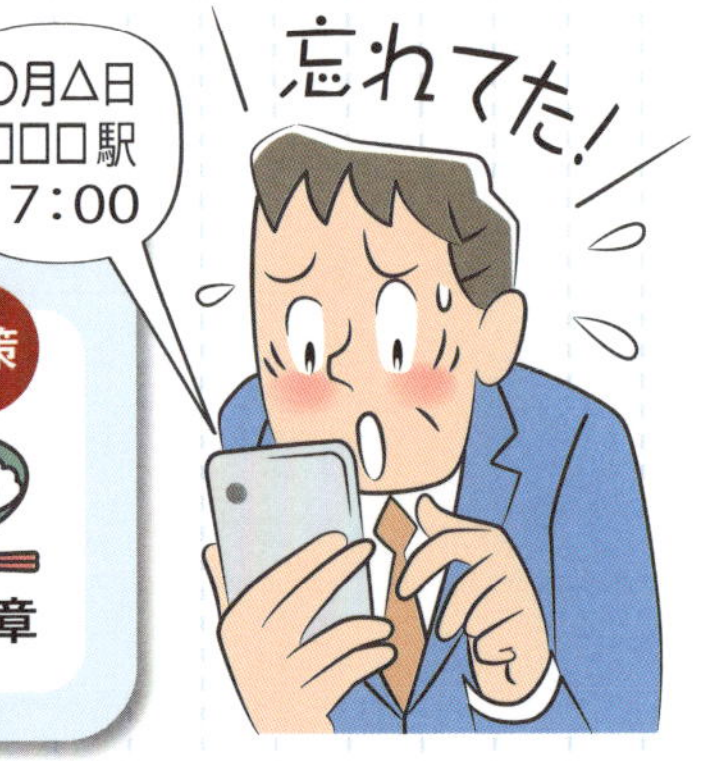

認知症は脳の老化！

脳の老化は食事、運動、睡眠など生活習慣で予防できる!
認知機能が落ちても、きげんよく過ごすことはできます
本書にはそのヒントが詰まっています!!!

70代

軽度認知障害（MCI）

正常な状態と認知症の中間で、認知機能は低下しているが、認知症とは診断できない状態。日常生活に大きな支障はない。もの忘れ外来などを受診することで診断される。

対策

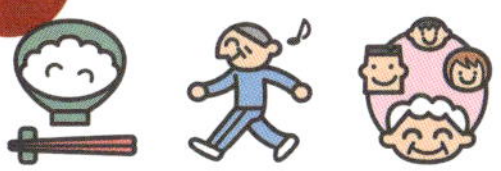

第2章　第3章　第4章

80代

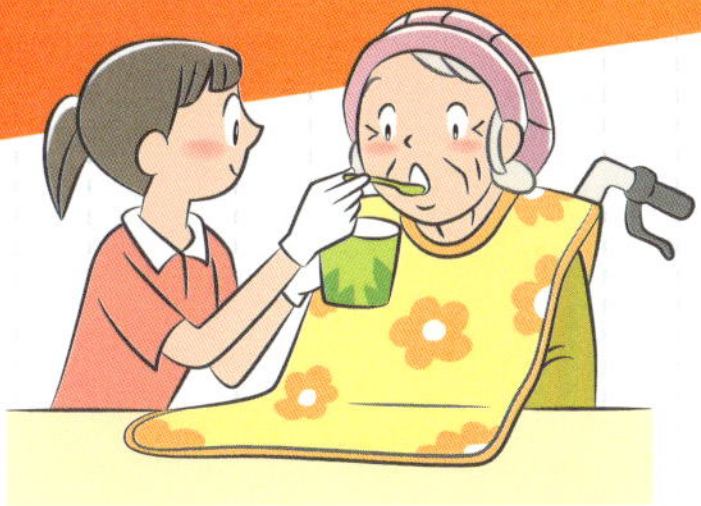

認知症

認知機能が低下して日常生活に支障をきたしている状態。アルツハイマー病による脳の萎縮《いしゅく》や、脳梗塞や脳出血などによる神経細胞の壊死《えし》などが原因。

対策

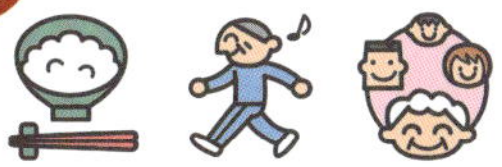

第2章　第3章　第4章

もくじ

第2章 脳の毒を出す食事。食べたらダメなもの 食べるべきもの

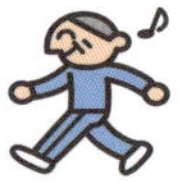

第3章 脳を活性化する趣味。楽しみながら続けることが大事

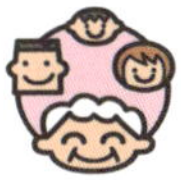

第4章 認知機能が落ちてきたら。自分や家族ができること

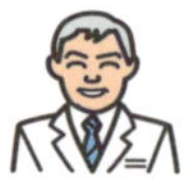

第5章

遺伝が関係する若年性認知症。神経細胞は再生する

付録

認知症を予防するために重要な4つのこと

プロローグ

目標は100歳の誕生日。白澤メソッドの究極実践

最先端の積極的治療を行う
Residence of Hope 館林

健康長寿の要は食事・運動・環境

アルツハイマー病の研究、寿命制御遺伝子の研究をスタートして、34年経ちます。

アルツハイマー病の原因は脳の老化だ。それを食い止めるには老化をいかにして食い止めるかが大事。そして、老化を予防するカギは、毎日の食事や運動、睡眠など生活習慣だ。

そう確信して、テレビや雑誌、書籍などメディアで認知症予防についての最新情報を紹介してきました。

最近は、最後の最後まで健康で生きがいを持って生命の喜びを享受してほしい、それができる環境を一人でも多くの人に知って実践していただきたいとさらに強く願うようになりました。

そこで、私の生まれ故郷である館林の地に、これまでに私が研究してきた、認知症を予防するための研究成果を実践でき

Residence of Hope館林とは

群馬県館林市でDr.白澤が開設した介護付き有料老人ホーム。
施設名には「健やかに健康寿命を享受する、希望（幸せ）に満ちた住まい」を実現できるようにという願いが込められている。
Dr.白澤のこれまでの抗加齢学の研究成果を集結した施設。
https://res.hopetatebayashi.co.jp/

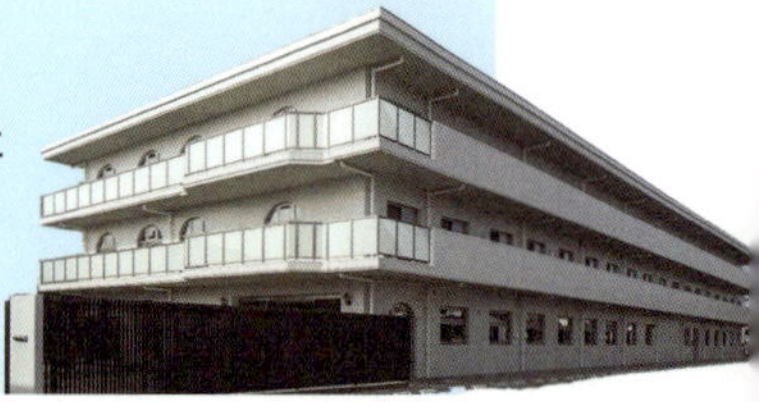

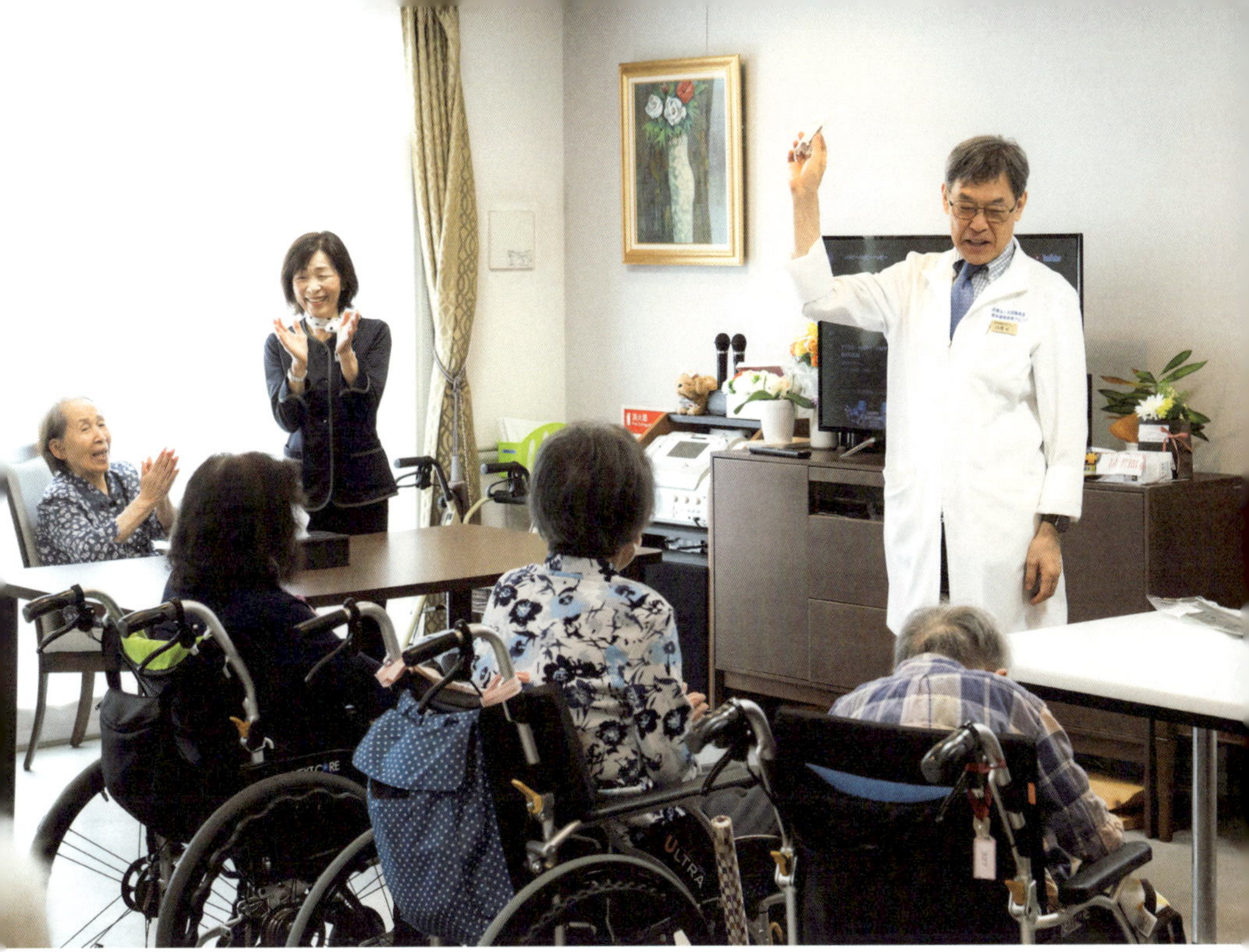

る**介護付き有料老人ホーム「Residence of Hope館林」**を開設することにしたのです。

施設に入居する際は、アリセプトなど認知症の薬を服用されている場合、**基本的には減薬からスタートして、最終的には断薬します。認知症を治す薬はありません**。

認知症の予防、治療の要となるのは食事、運動、環境です。**何よりの薬は質のよい食事、毎日の運動、コミュニケーション**です。「Residence of Hope館林」は、これらにとことんこだわった、最先端の積極的な治療を行っています。

そのなかでも、**加齢を制御するもっとも重要な要素は「食事」**です。施設では認知症予

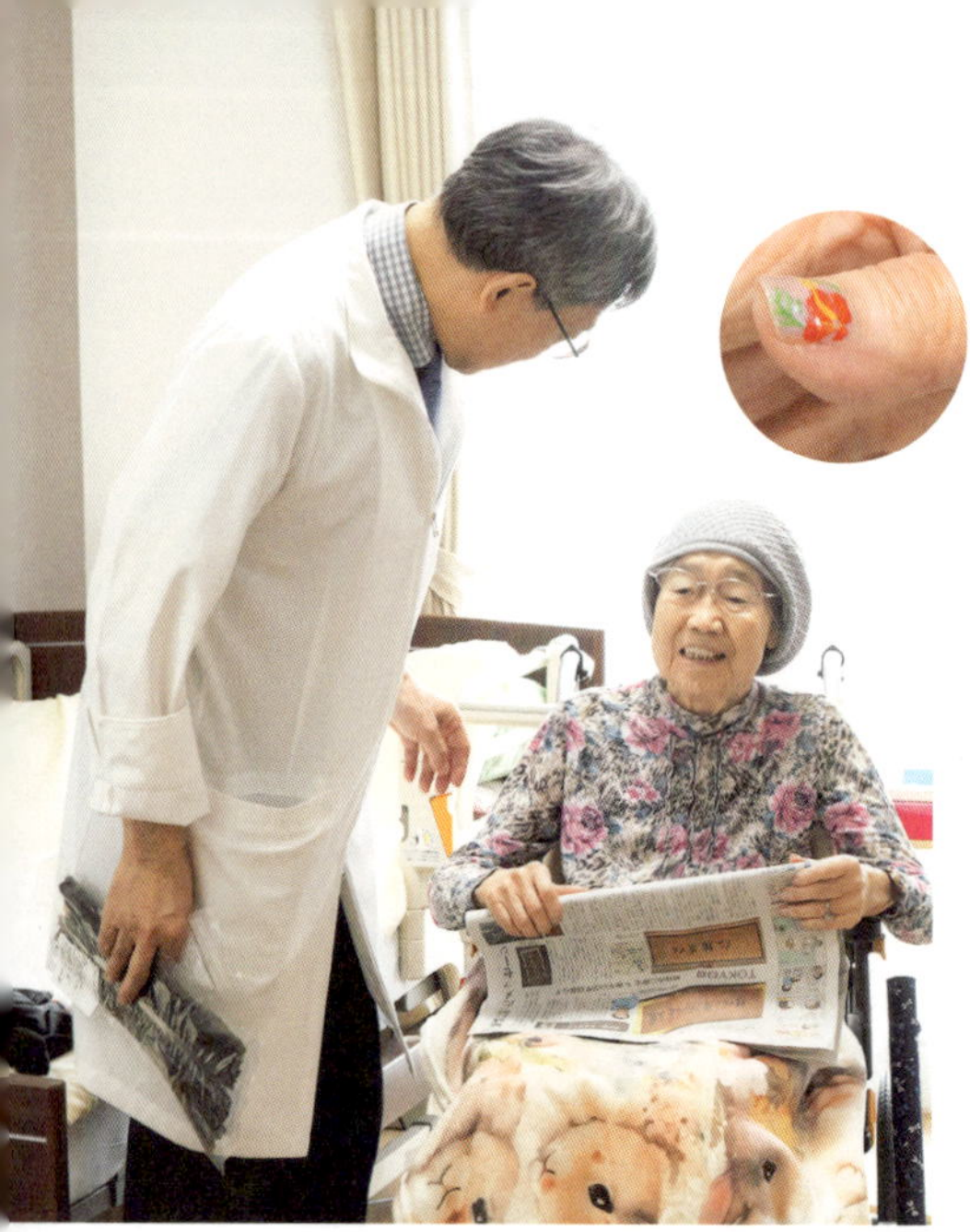

「朝日新聞と東京新聞の2紙を毎日読みます」
Bさん（95歳）。新聞を読むことが好きで読まないと落ち着かないそう。ネイルも楽しむ

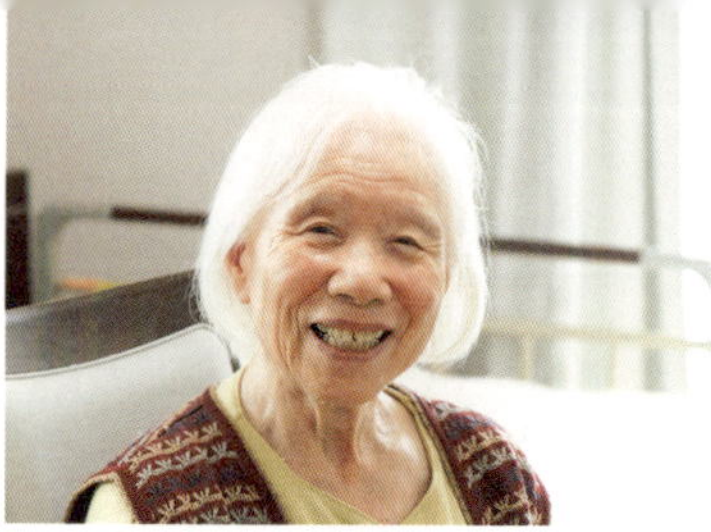

「白澤先生のおかげで元気」
Aさん（98歳）。ツヤツヤのお肌、ニコニコ笑顔がチャーミング。すべて自分の歯なのだそう

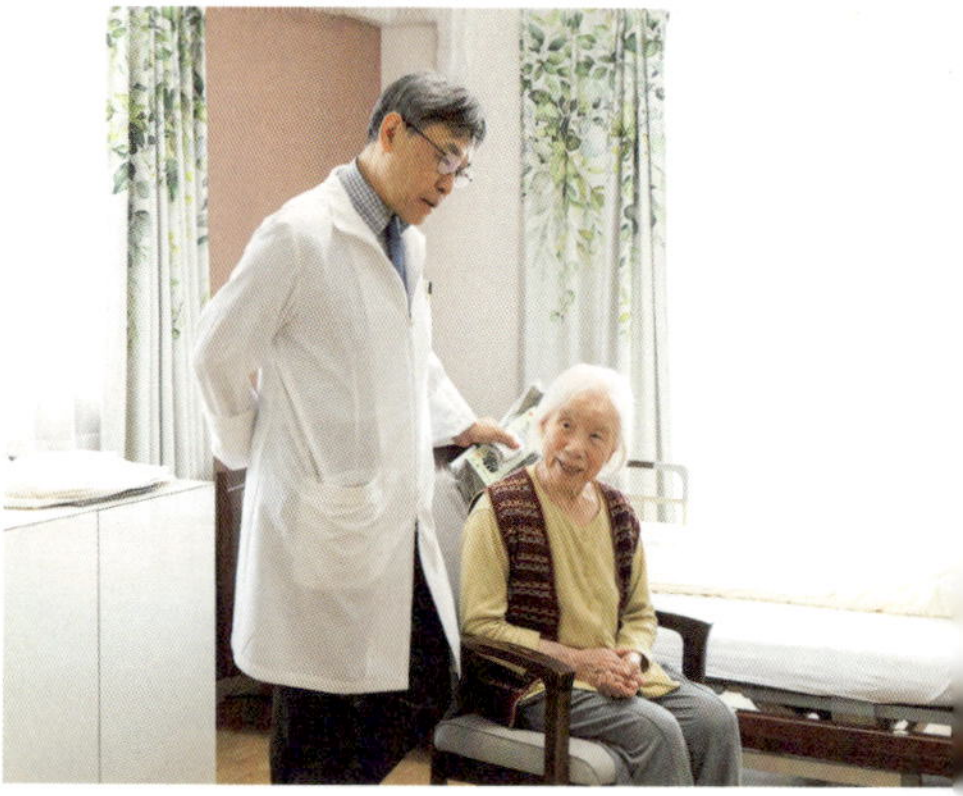

防、介護予防のために役立つノウハウを駆使した、質の高い食事を提供しています。

さらに、加齢を制御する2番目に重要な要素である「運動」にも力を入れています。ジャイロキネシス®（GYROKINESIS®）（26ページ）、毎日の健口体操（パタカラ体操）、顔ヨガなどの運動を積極的に行っています。そのほか、読み聞かせ、塗り絵、芸術、音楽など、楽しみながらできる継続したリハビリテーションを実施します。

さらに、医療や介護ではカバーしきれないサービスを提供するために、「おもてなし課」を設けています。おもてなし課のスタッフは、常に積極的なコミュニケーションを心がけ、

居心地のいい生活を送るための工夫や、環境整備を随所で行っています。

居室から出ると美術館やレストラン

また、従来の施設のイメージとは異なり、廊下には**絵画を100点以上展示**し、食堂にはアンティークのオルゴールを設置するなどして、**自室の一歩外に出れば美術館**、食事の際はレストランに出かけるという気分になっていただければと考えています。

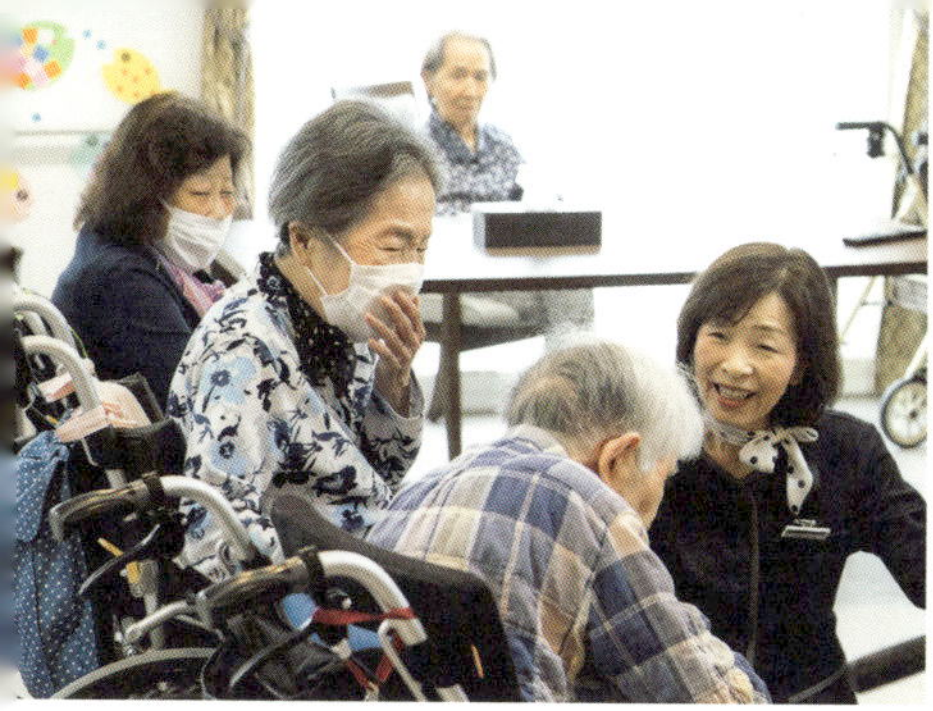

医療と介護ではフォローできない「サービス」を提供する「おもてなし課」

施設に入居することで健康になり、介護度の改善を目指す、新しい形の介護付き有料老人ホームが目標です。実際、入居されて元気になり、介護度が改善して退去された方もいらっしゃいます。

これまでの介護事業の常識を外れた、老化予防や認知症対策を盛り込んだ施設です。開設から6年が経ち、入居者の皆さんが元気に過ごされているのを見て、この取り組みは間違っていないと確信しています。

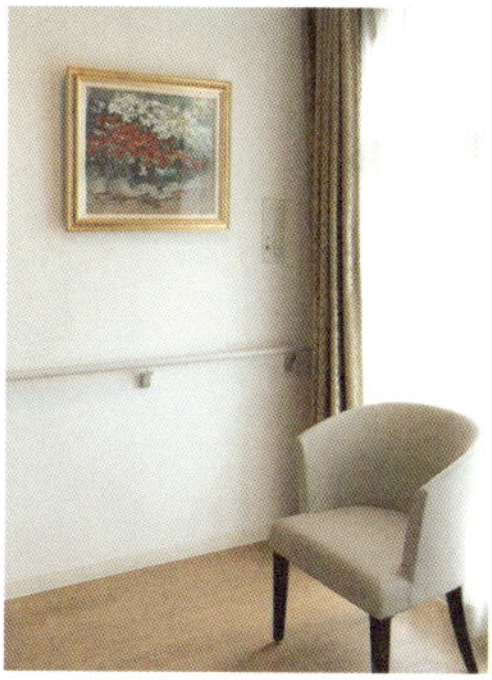

施設内にはDr.白澤の父 實さんによる絵画が飾られている

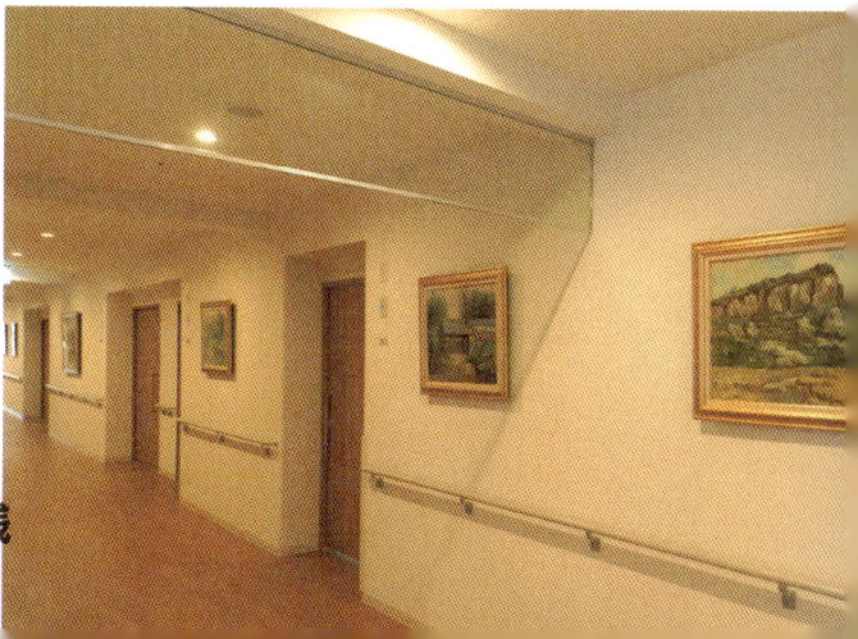

Residence of Hope館林

こだわりのポイント

❶ 入居者の意思を尊重・自立支援

❷ もっとも大事なのは食事（質にとことんこだわる）

❸ 最後まで自分の口で食べる（チューブは入れない）

❹ よく噛んで食べる（軟食にしない・噛むことも運動）

❺ 患者さんにダメージを与える医療は行わない（基本的に減薬、断薬。認知症もがんも食事と運動に注力）

❻ 歯のケアはマスト（入居前に歯の治療を終わらせる・入居後も定期的にメンテナンス）

❼ 美術館のような空間で過ごす（アンティークのオルゴールなど）

❽ 目標は100歳の誕生日（90歳前半はまだジュニア）

❾ 徹底したサポート体制（眠りスキャン、おもてなし課など）

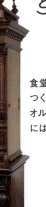

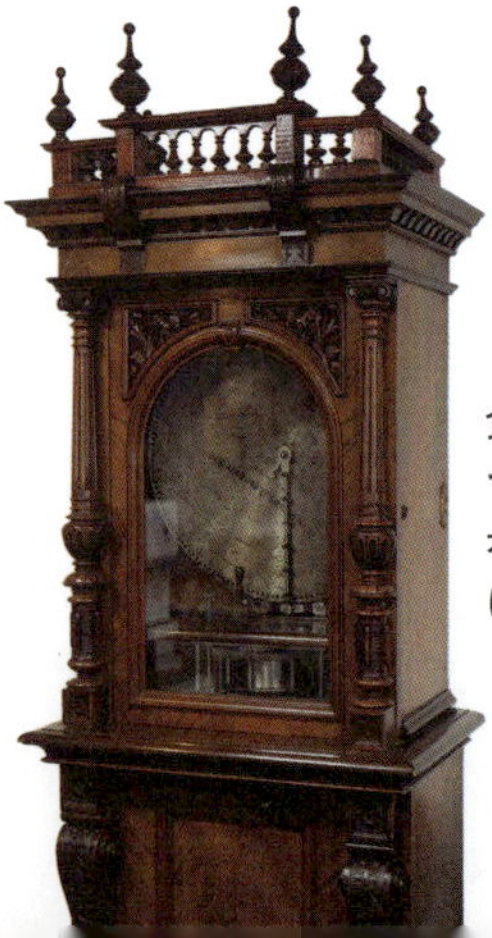

食堂には100年以上前につくられたアンティークのオルゴール。食事のときには荘厳な音色が流れる

おいしさと栄養にこだわった食事。「女性セブン」（小学館）の『「食事がおいしい」で選ぶならこの高齢者ホームがすごい【全国23選】』に選出されたことも（2022年2月3日発売号）

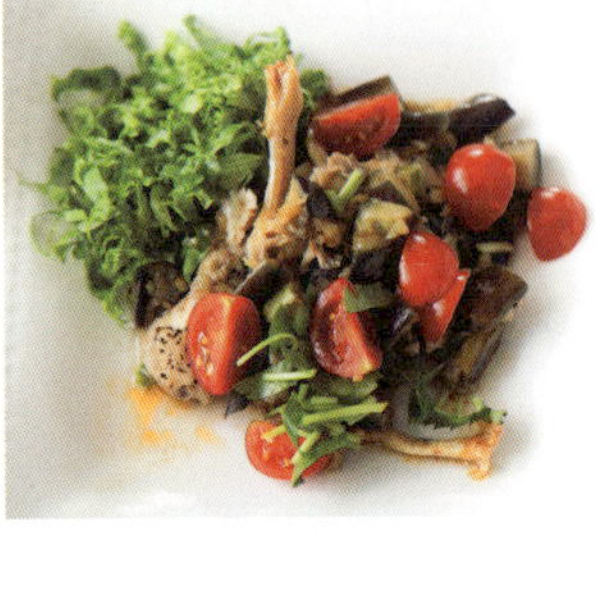

医療と介護以外のケア

24時間体制のサポート

積極的な声かけと24時間の見守り

施設を立ち上げてしばらくして、**医療と介護のスタッフだけでは、十分なケアができないと感じて「おもてなし課」を設置**しました。

おもてなし課の主な業務は、入居者さんへの声かけです。そばに寄り添って、声をかけて、やってみようかなと興味を持ってもらえるよう働きかけます。最初は積極的でなくても、こうした働きかけで少しずつ、好奇心が刺激され、楽しめるようになります。

また、ベッドの下には体の動きを察知するセンサーが敷かれています。このデータはスタッフがいる別室のモニターに転送され、入居者さんが眠っている、起きている、ベッドから出ている、といった情報が24時間確認できるようになっています。

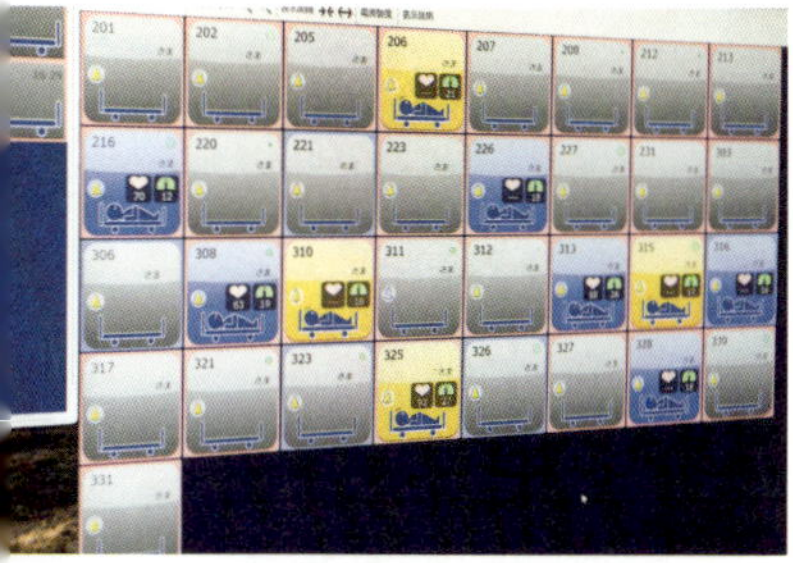

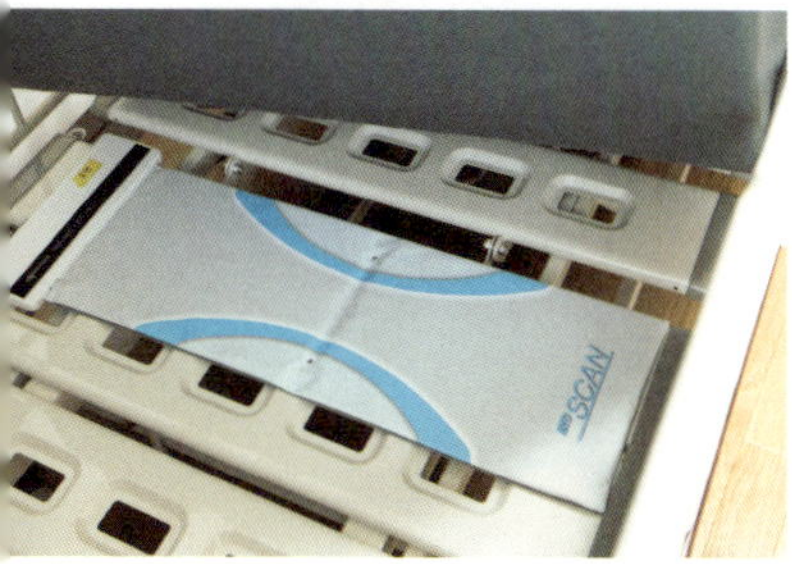

入居者さんの状況を24時間チェックする「眠りスキャン」

Dr.白澤の抗加齢研究が詰まった

究極の老化予防食

最新の認知症治療の中心は「食事」

老化を予防するための、もっとも重要な要素は食事です。

施設で提供する食事、そのほかご家族からの差し入れもすべてチェックして、食べてもいいものかどうかを、私自身が判断しています。これはちょっと……というときには、入居者さんやご家族を説得します。

おいしく、健康にいい、さらに脳を活性化する食事を提供しているので、入居者さんはとても元気です。数年前のコロナ禍においても、感染者を出すことはありませんでした。

それでも、たまに誤嚥《ごえん》性《せい》肺《はい》炎《えん》を発症して、入院が必要になる入居者さんがいらっしゃいます。その場合、別の病院に入院して治療を受け、症状が落ち着かれたら施設に戻ってこられるのですが、あまりにも状態が悪くなっている

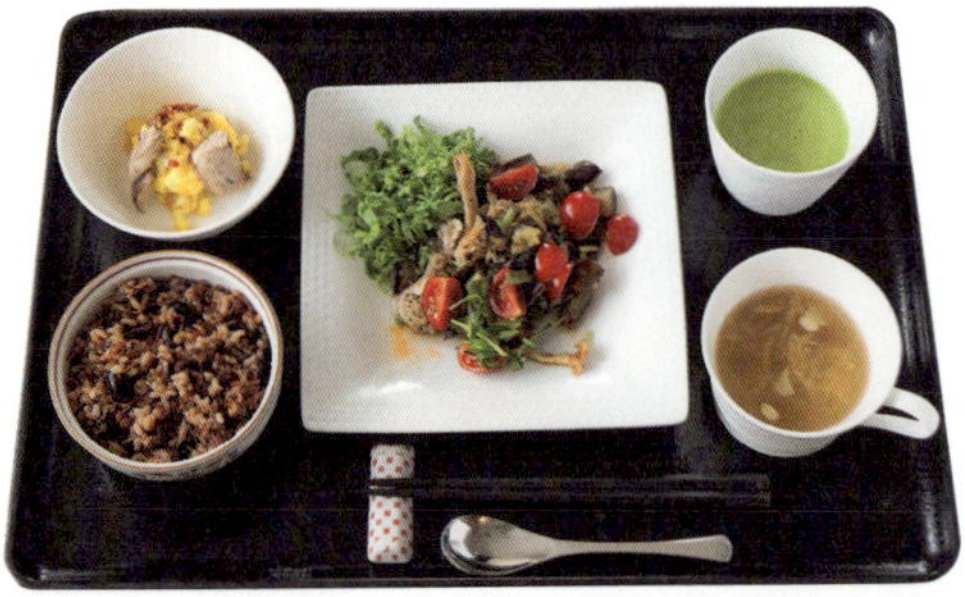

グルテンフリーと添加物フリーの食事。取材日の献立は、鶏肉のたもぎ茸だれ、オメガ3ターメリックポテトサラダ、薬膳玉子スープ、発芽発酵玄米ごはん、ほうれん草とミックスナッツのスムージー

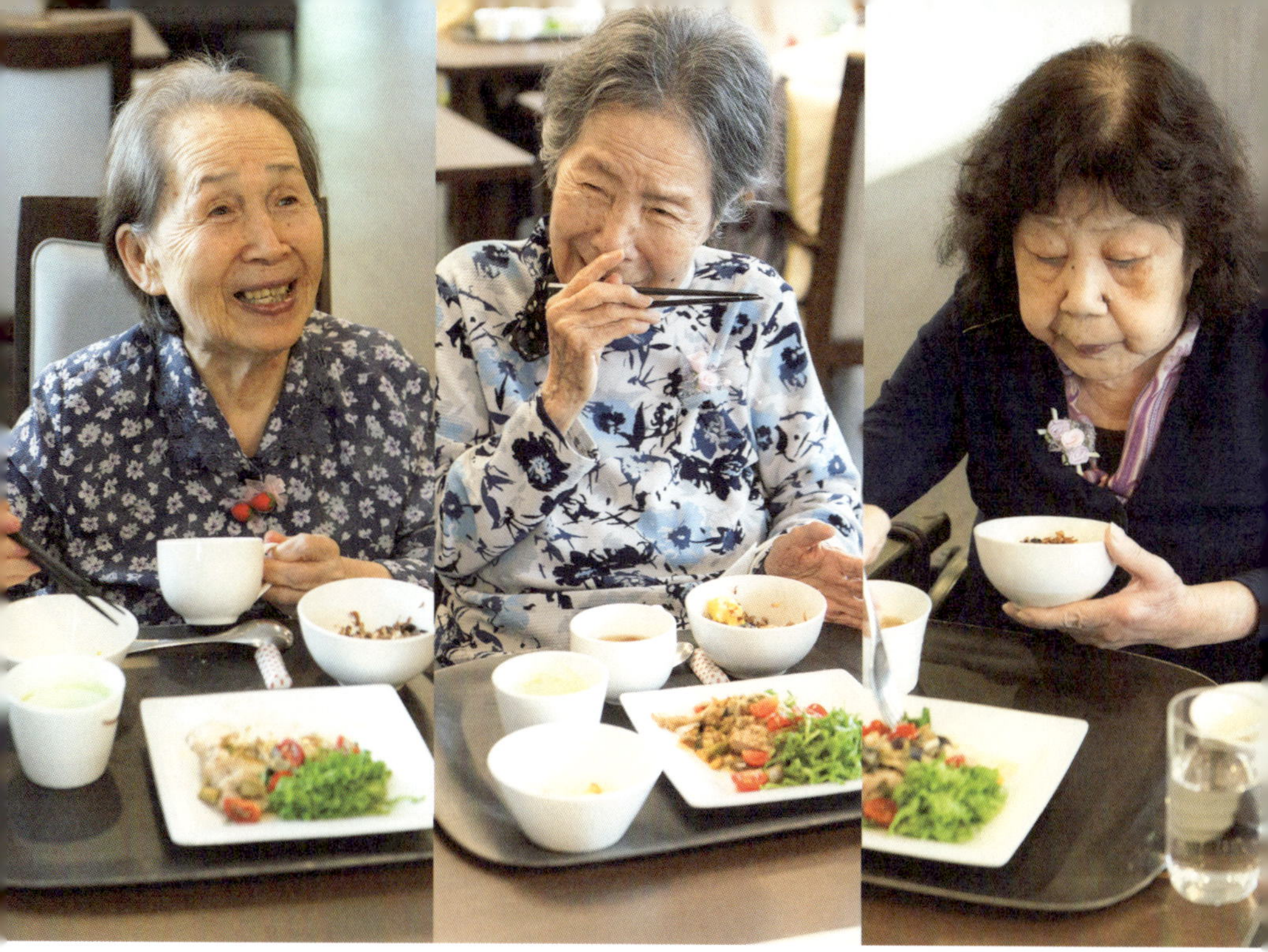

ので驚きます。

ただ、そんなときも**戻ってきて食事をしっかり食べていれば、みるみる回復して**いきます。こうした姿を見るにつけ、**食事がいかに大事であるかを実感**するのです。

脳を活性化する食材を活用

施設で提供している食事は、グルテンフリー、添加物フリー、質のよい食材を選ぶなど、私のこれまでの経験と知識を生かして選別し

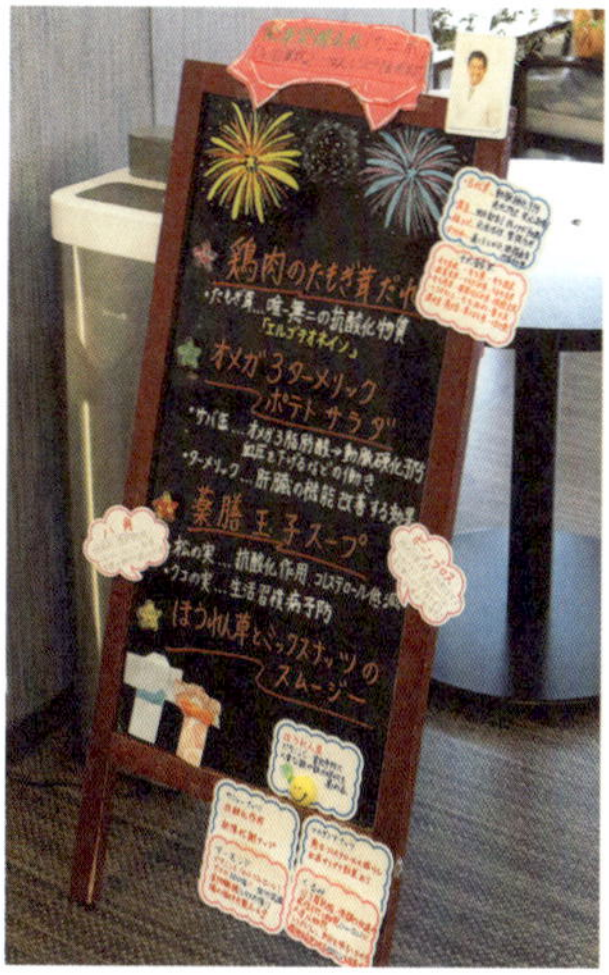

オメガ3ターメリック
ポテトサラダ
薬膳玉子スープ
松の実…抗酸化作用、コレステロール低減
ほうれん草とミックスナッツの
スムージー

飲食店のように毎日のメニューを紹介。Dr.白澤メソッドが詰まっている

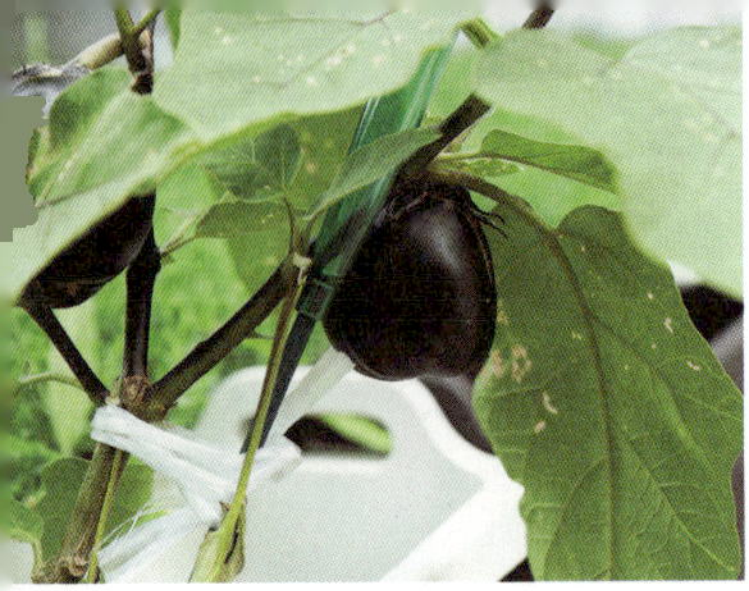

施設内で野菜を栽培

ています（次ページ）。

脳の毒になるグルテンを排除し、認知症のリスクである高血糖を避けるため、お菓子は施設で手作りします。

もちろんパンは提供しません。入居者さんから「パンが食べたい」という要望が出ることもありますが、米粉のパンを施設で焼くなど試行錯誤して対応しています。

玄米や野菜、卵など、食材の生育環境を生産者に確認して、こまかな配慮をしています。一般の家庭でできないかと問われれば、そんなこともありません。

インターネットを活用すれば、こだわりの農家や養鶏場、牧場などを探すことは可能です。実際、施設で購入している卵は、一般の方も取り寄せができます。こだわりの玄米は農地から選んで栽培し、野菜や果物は地元のものを活用しています。ハードルが高いものもありますが、今すぐ実践できるものもあります。第2章を参考にしてください。

食べやすくなるよう食事前にマッサージ

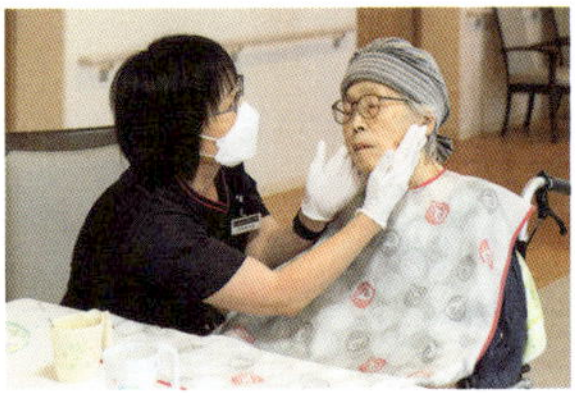

できるだけ自分の口で食べる。必要な場合は食事を介助

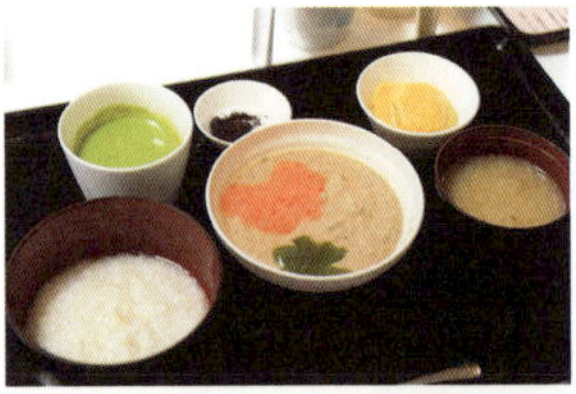

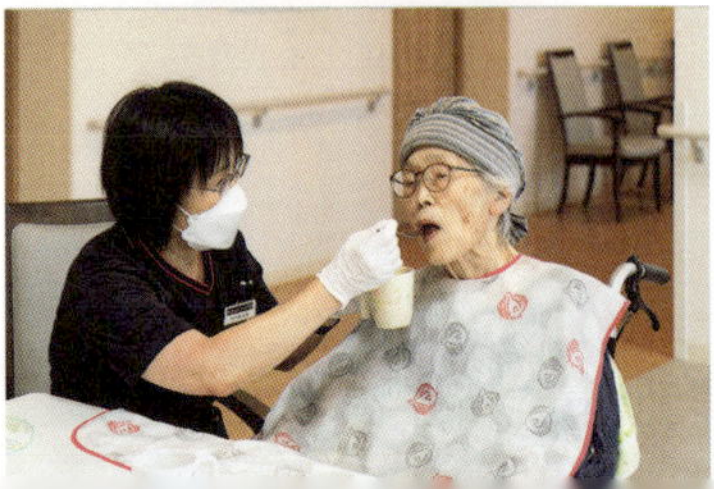

老化や病気を遠ざける食事
10のこだわり

❶ グルテンフリー
主食は発芽発酵玄米、お菓子も手作り
(▶56ページ/86ページ)

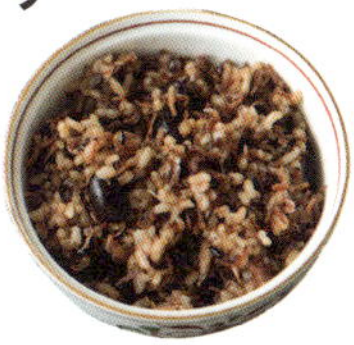

❷ 添加物フリー
加工食品は極力避ける。みそ、しょうゆは自家製
(▶86ページ)

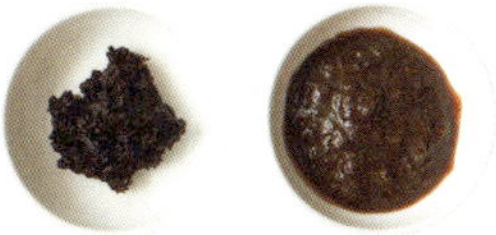

❸ ぬか漬け
発酵食品を活用。ぬか漬けも自家製
(▶68ページ)

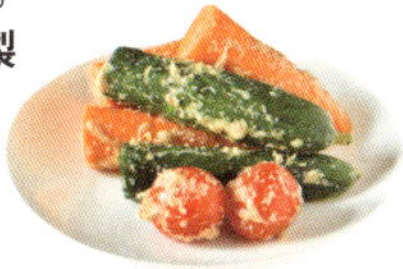

❹ 質のよい油
オリーブオイル、ココナッツオイル
(▶58ページ)

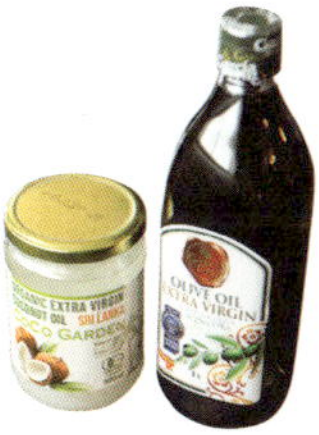

❺ てんさい糖、天然の塩
自然な塩みや甘みを活用。黒砂糖なども
(▶60ページ)

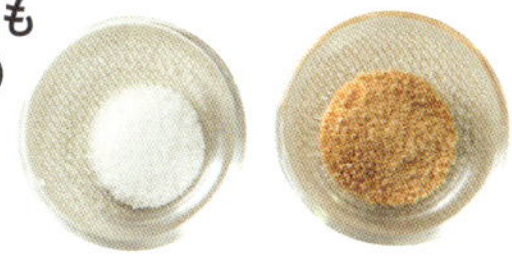

❻ こだわりの卵
ラウリン酸卵、エルゴチオネイン卵、オメガ3卵など
(▶62ページ)

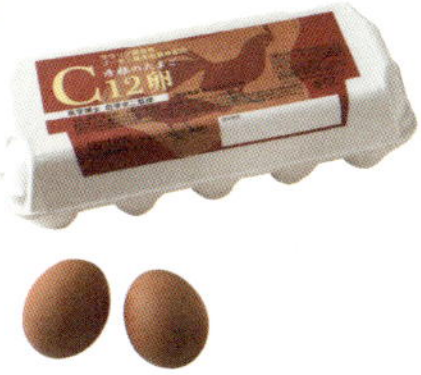

❼ 質のよいタンパク質
鶏肉、豚肉、牛肉をバランスよく
(▶64ページ)

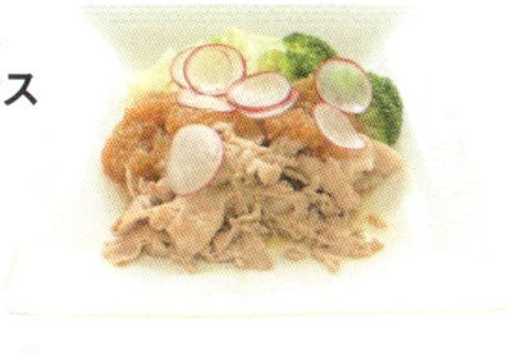

❽ EPA・DHAが豊富な青魚
さば缶なども活用
(▶66ページ)

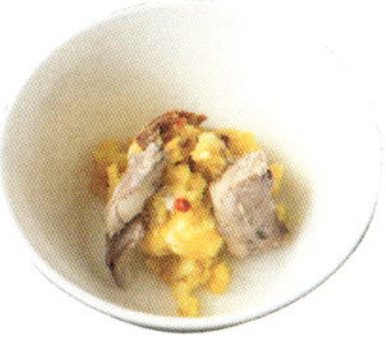

❾ ボーンブロス
消化吸収しやすく栄養満点
(▶70ページ)

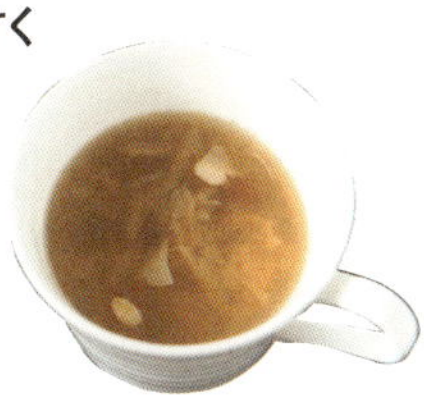

❿ 旬の野菜と果物
肉料理のつけ合わせやおやつに。スムージーも
(▶72ページ)

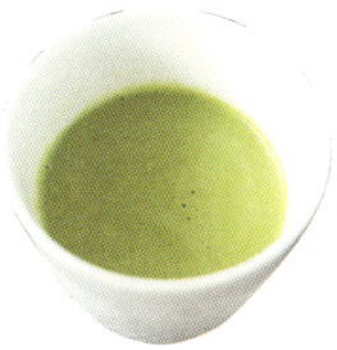

運動は最高の脳トレ

体が動けば脳も若返る

運動で海馬の神経細胞が増える

運動をすると認知機能の低下が予防できることは、これまでの研究報告から疑う余地がありません。**運動は脳を活性化する、確実な予防法**です（102ページ）。施設でも、楽しく体を動かすプログラムを実践しています。

なかでも、注目しているのがニューヨーク生まれの**ジャイロキネシス®**です。

専門の指導者を招いて月に1～2回実施しているのですが、脳と体を活性化させるプログラムで、入居者さんが元気に過ごす一助になっていると感じています。

また、週に1回専用マシンを使って行うものもあります。体を心地よく動かして、神経を刺激し血流をよくするので、高齢者にもとても適しています。個別指導が必要なため、施設でも希望された方が行っています。

よく噛むことは脳のジョギング

毎日行っているのが、パタカラ体操という厚生労働省が推奨する健口体操です。午前中に30分ほどかけて、声を出しながら手を一緒

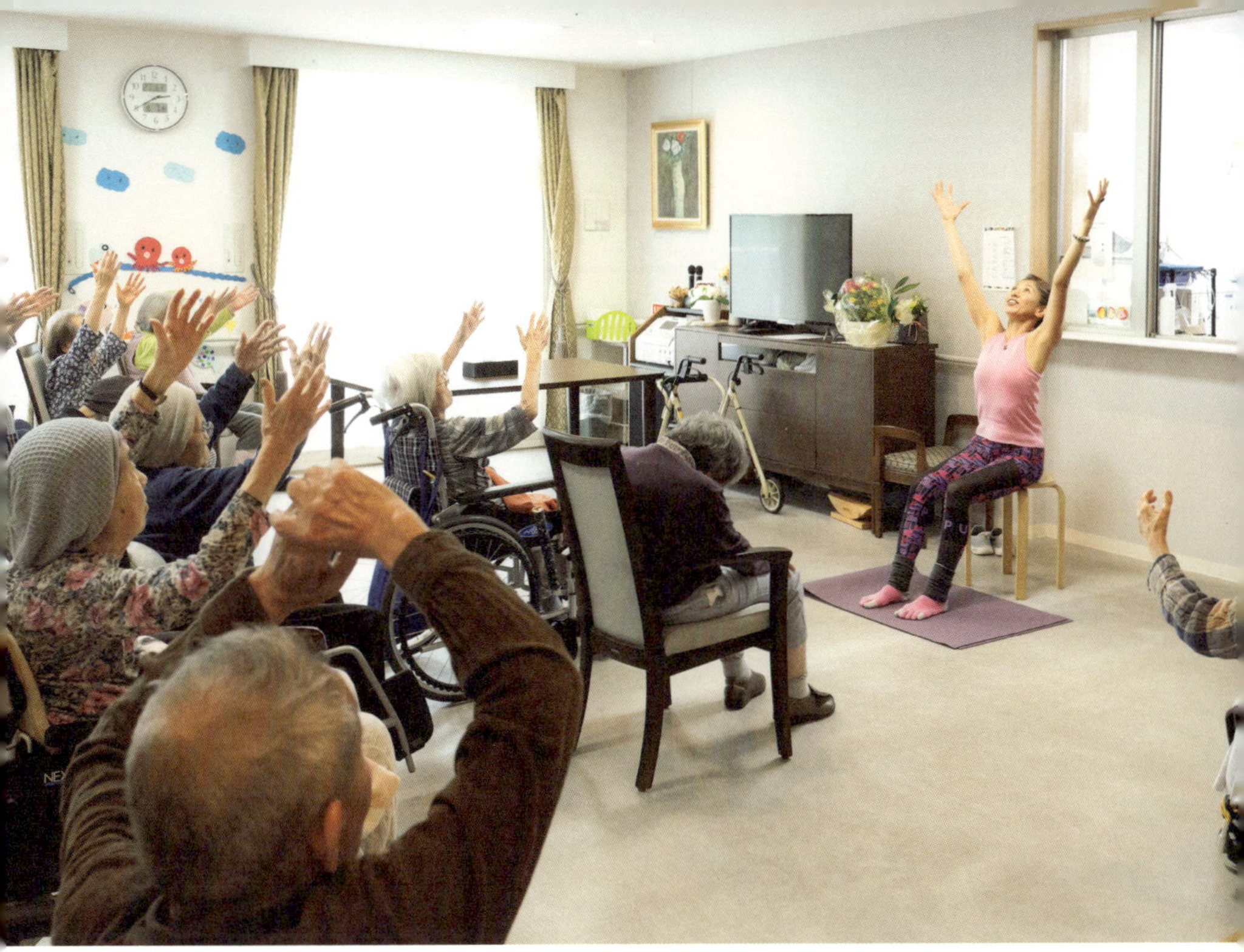

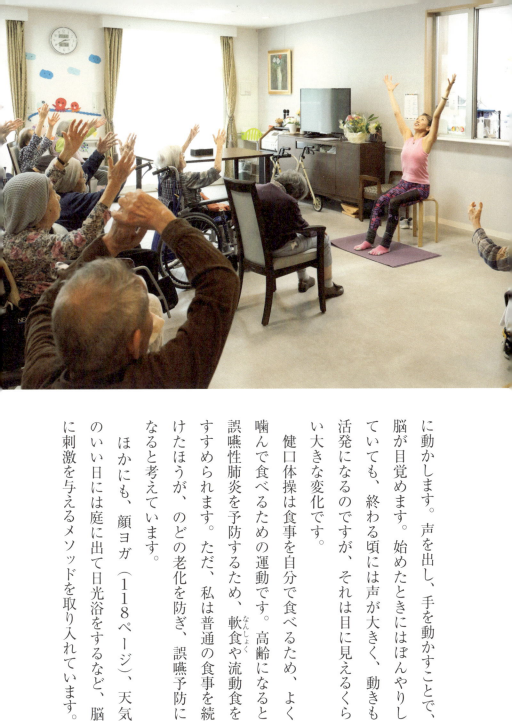

に動かします。声を出し、手を動かすことで、脳が目覚めます。始めたときにはぼんやりしていても、終わる頃には声が大きく、動きも活発になるのですが、それは目に見えるくらい大きな変化です。

健口体操は食事を自分で食べるため、よく噛んで食べるための運動です。高齢になると誤嚥性肺炎を予防するため、軟食《なんしょく》や流動食をすすめられます。ただ、私は普通の食事を続けたほうが、のどの老化を防ぎ、誤嚥予防になると考えています。

ほかにも、顔ヨガ（118ページ）、天気のいい日には庭に出て日光浴をするなど、脳に刺激を与えるメソッドを取り入れています。

Residence of Hope館林で 行っている運動

❶ 筋肉や骨、神経や内臓を活性化する

ジャイロキネシス®

ボディメンテナンスを目的としてニューヨークのダンサーを中心に広がり、ハリウッド俳優なども取り入れている。いすに座って行う、体に負担がない運動。“ジャイロ”とは円やらせんを意味する

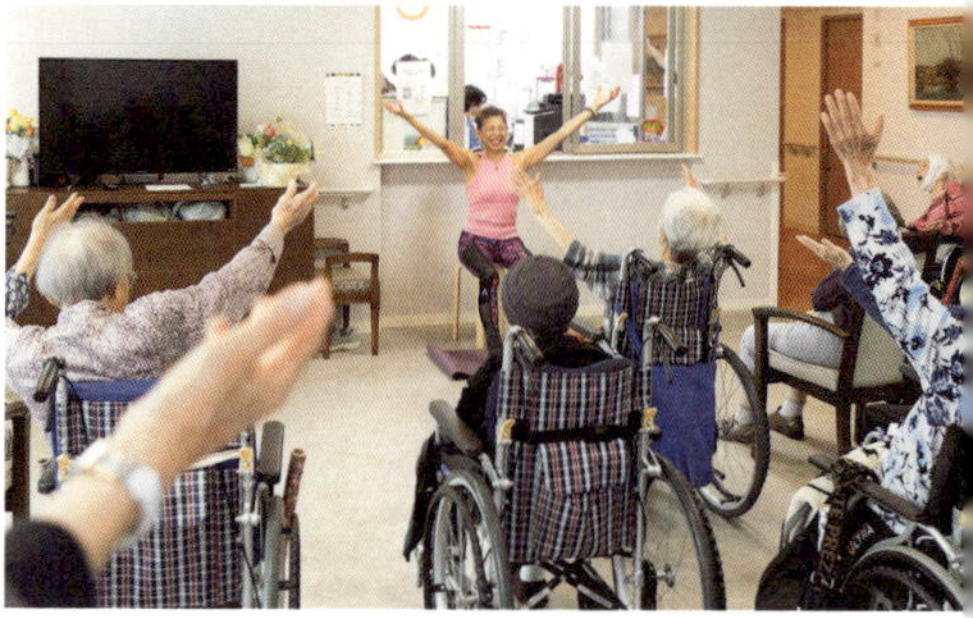

❷ 専用マシンを用いて個別に行う

ジャイロトニック® GYROTONIC®

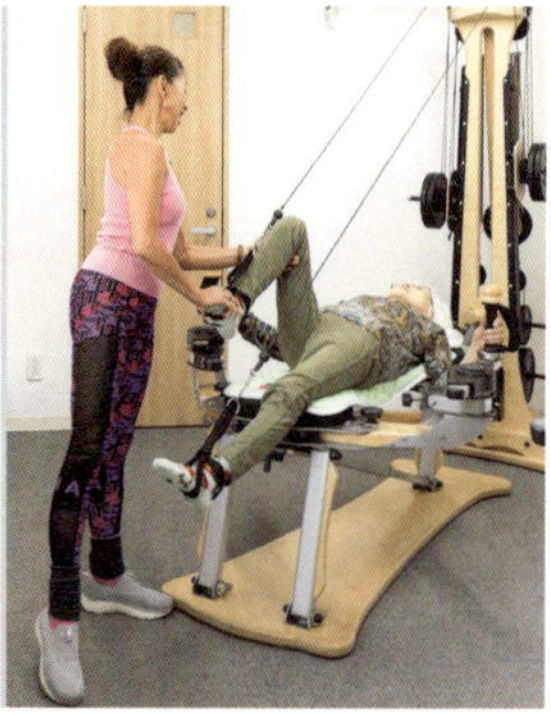

足が弱くなった方も、健康なときの足の動かし方を思い出すことができる

ジャイロトナー® GYROTONER®

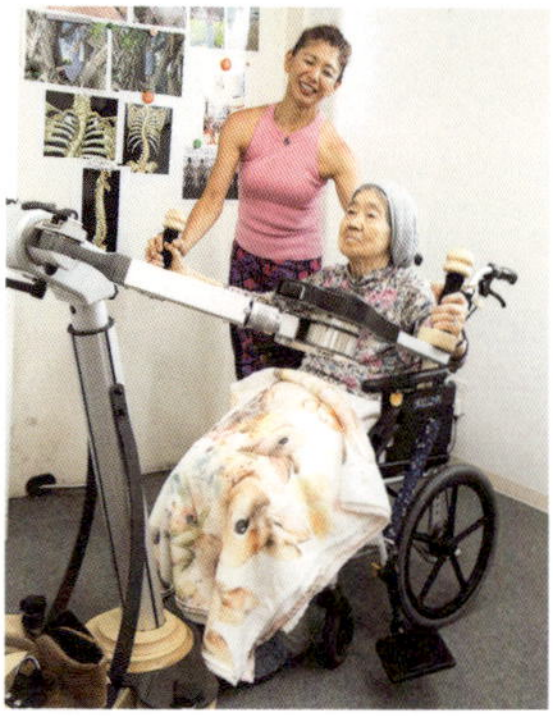

通常立った状態で行う。車いすに座ってもできる

ジャイロキネシス®・ジャイロトニック®・ジャイロトナー®とは

元バレエダンサーのJuliu Horvath氏がケガ、故障の克服、身体能力の向上を追求し、ヨガ、太極拳、ダンス、水泳などの要素を取り入れ、1980年代にニューヨークで生まれたオリジナルメソッド。今ではアスリートからリハビリテーション、健康維持などで世界中から注目されている。専用の木製マシンを使用して、背骨を中心に関節に負担をかけずに、流れるようなやわらかな動きが可能になり、体が持つ本来のしなやかさを取り戻し高めていくことができる。

❸ 食べる前に健口体操

厚生労働省が推奨するパタカラ体操

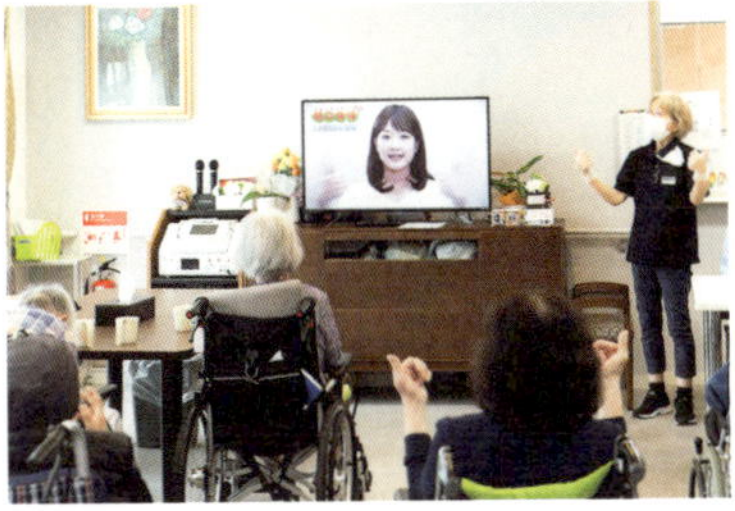

誤嚥予防のための体操。「パ」「タ」「カ」「ラ」と大きく声を出してリズムをとりながら、手も一緒に動かす全身運動。昼食の前に30分程度行う

❹ 楽しく声を出す

みんなで一緒に合唱

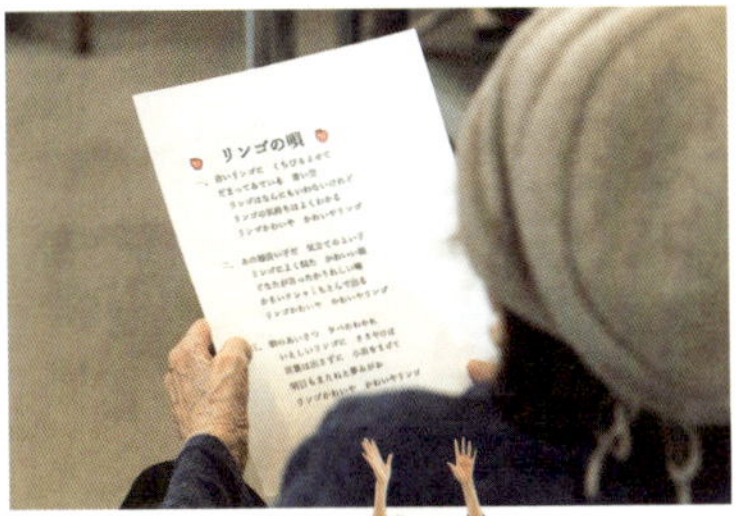

声を出すことは、のど周辺の筋肉が鍛えられ、誤嚥予防に。懐かしい思い出の曲などをセレクトして、楽しくみんなで合唱する

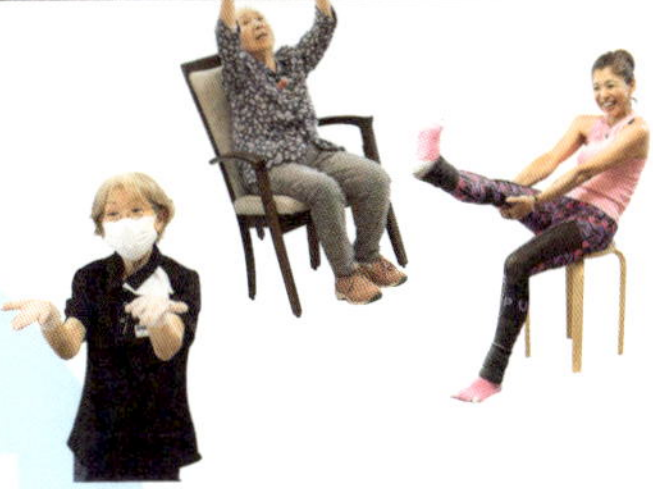

運動前と運動後は表情まで違う

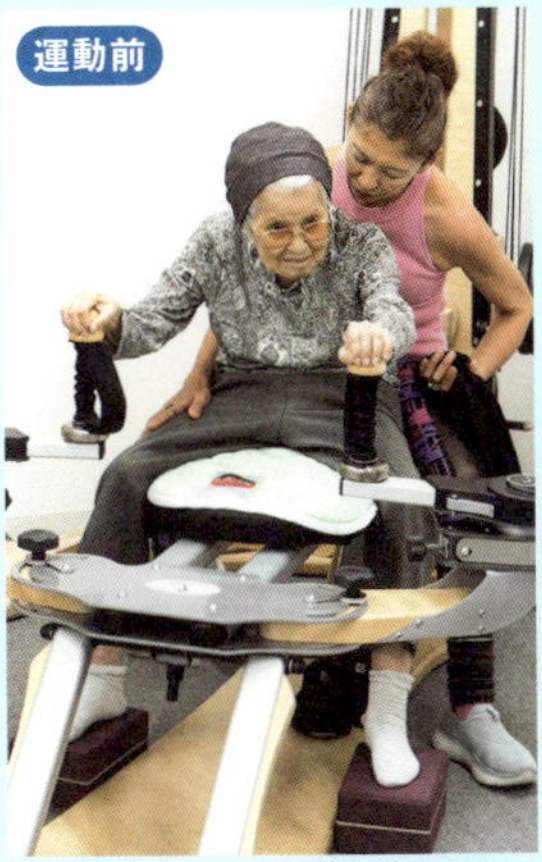

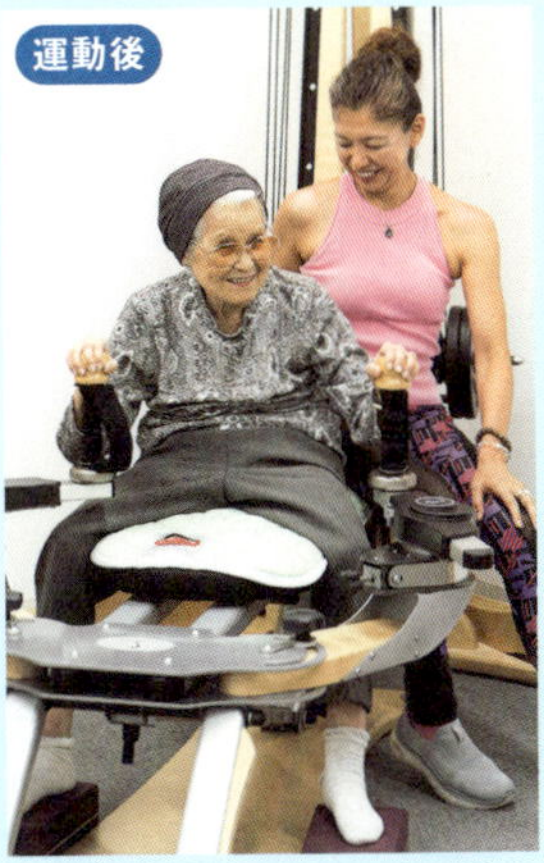

ジャイロトニック®を20分ほど行ったあと。背すじが伸びて、表情も明るくなっている。指導しているのは、GYROTONIC®認定トレーナーの下麻喜さん

運動後は水分補給

自家製ドリンク

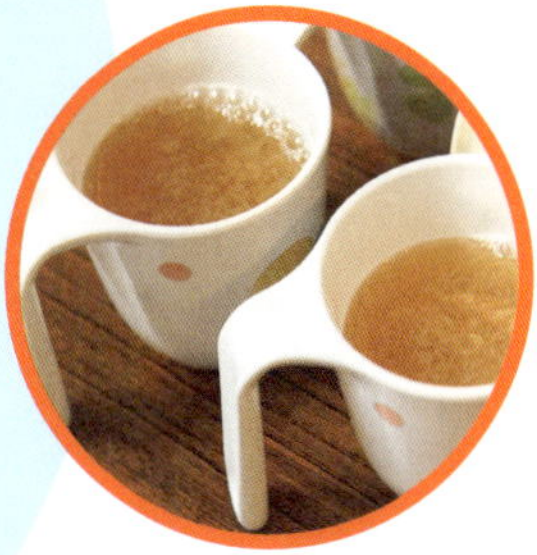

はちみつ入りかぼすジュース。食事だけではもの足りない入居者さんには、おやつ（バナナなど）も一緒に

誕生日はスペシャルな1日

目標は100歳超え

施設では90代前半はジュニア

施設を開設して6年が経ちました。入居されたときは80代だった入居者さんも、90代になってきています。自然と施設全体の平均年齢が上がってきました。

驚かれるかもしれませんが、Residence of Hope館林では、**90代前半ではジュニア、若手なのです。90代半ばでシニア、90代後半の方もたくさんいて、100歳を迎えたらそこで「すごい」「長生きだ」となります。**

入居者さんの誕生日には、花束を渡し、特別メニューでお祝いをします。

もちろん、いくつになっても誕生日はスペシャルな日なのですが、**100歳の誕生日はさらに特別**です。

スタッフが中心となって、100歳を祝う会を行いますし、ご家族が主催されて大々的な

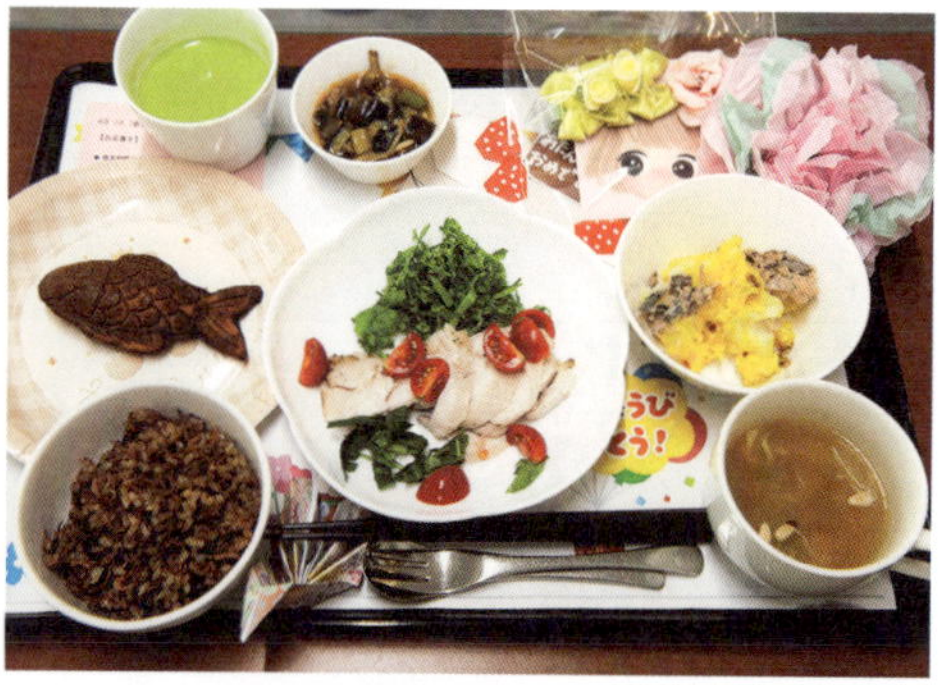

誕生日は特別メニュー。この日はグルテンフリーのたい焼きも

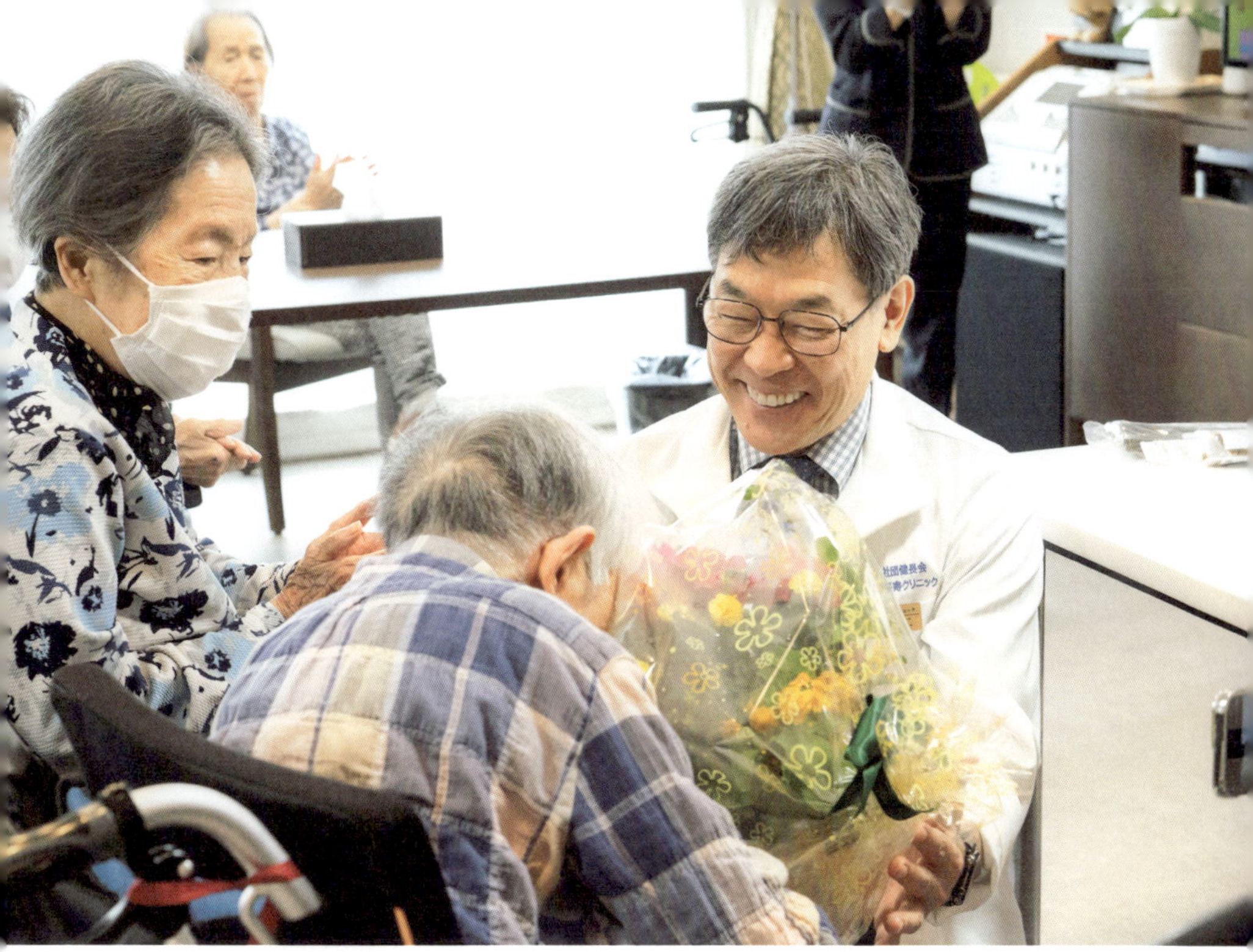

パーティを行ったこともあります。

お祝い会には入居者さん全員が参加するので、自然と「目標は100歳」というふうになってきました。自分も100歳を目指して元気に過ごす、というモチベーションになっているようです。

すぐ近くに健康長寿を実現しているお手本がいると、自分もこうなりたい、楽しく元気に年をとりたいと思えます。100歳超えの入居者さんが増えるほど、そうした希望が周囲に広がっていくだろうと感じています。

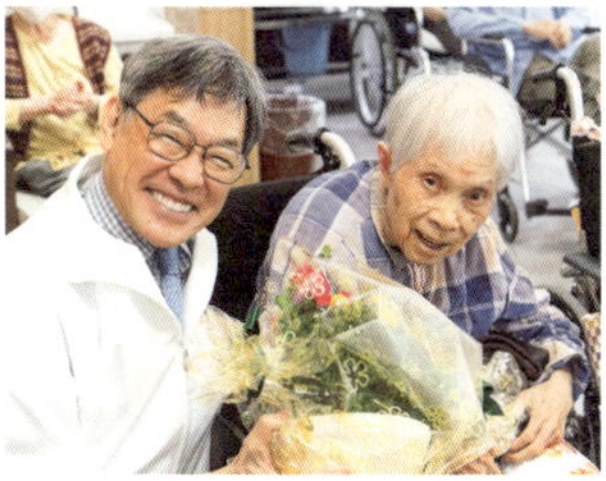

98歳の誕生日を迎えたCさん。100歳の誕生日まであと2年

Dr.白澤が目指す

未来型医療&介護とは

脳と体が元気で120歳を迎えるには

毎年9月に厚生労働省は100歳以上の人口を発表しています。2024年の100歳以上の人口は9万5119人で、なんと54年連続で増え続けているそうです。

私が2010年に『100歳までボケない101の方法』（文春新書）という本を上梓したとき、100歳以上の人口は4万4449人でした。当時は、100歳を超えられるのは、ごく限られた一部の人だけと思われていたので、このタイトルは世の中に一石を投じました。

なんと、**わずか14年間で、100歳以上の人口が2倍以上に増えた**ことになります。

かつては「人生100年時代」というフレーズが使われていましたが、現在では「人生120年」という話も聞こえてきます。

人生100年時代が現実味を帯びてきたから、次は120歳だ！ということでしょう。

確かに、人の細胞にあるテロメアという、寿命を制御する細胞の寿命が120年といわれていますから、理論的には120年生きることは可能です。とはいえ、脳や体を120

年、元気なまま維持するのはかなり難しいだろうと思っていました。

実際、現在のところ120歳を超えた人の記録はありません。

しかし、**100年生きるのが当たり前の時代になるのであれば、健康なままもっと長く生きたいと願うのは自然なこと**です。

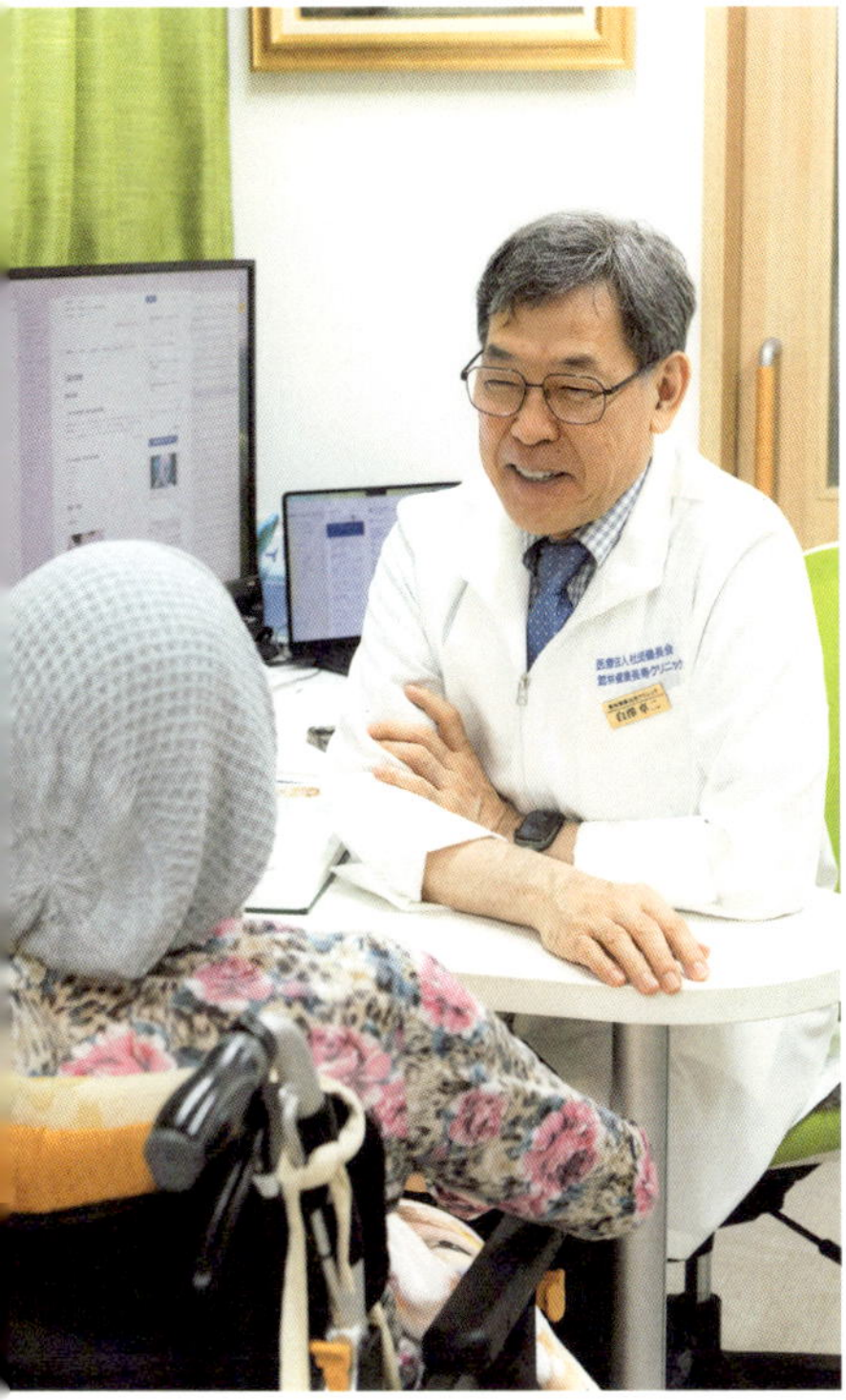

脳も体も健康なまま、120歳まで生きられる可能性があるのではないだろうか。これまでの膨大な研究成果と、患者さんにアドバイスして得られた臨床結果を組み合わせることで、120歳という壁に全力で立ち向かってみよう、現在はそんなふうに考えています。
本書では、その可能性を現実にするための手段を、実践しやすいものから、最先端の神経再生治療まで、私のこれまでの経験から、自信を持ってすすめられることだけを、わかりやすくまとめました。すべてを実践するのは難しいでしょう。まずは自分にできることを始めてみてください。それが認知症の脅威から逃れる手段となります。

本書の読み方

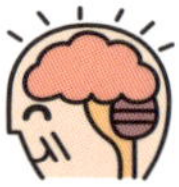

第1章

認知症に対する考え方は変わってきています。**最新情報をチェックしましょう！**

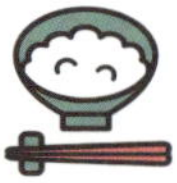

第2章

認知症予防の柱は「食」。何を食べればいいのか、何を避ければいいのか、具体的に紹介しています。

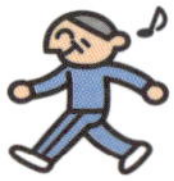

第3章

脳の活性化は毎日の暮らし方にかかっています。**楽しめて、脳活になる趣味を見つけましょう。**休息も大事です。

第4章

対策してもやがていつかは認知機能が低下していきます。そんなとき、**自分でできること、家族ができることを知っておくと安心です。**

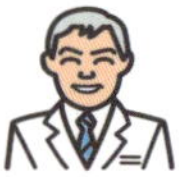

第5章

神経細胞が失われても再生することはできます。世界でも**最先端の神経再生治療**と患者さんの症例を紹介しています。

付録

知っておいたほうがいい認知症予防に重要な情報を紹介しています。**血液検査、腸内環境、お口のケア、聞こえ対策**など。

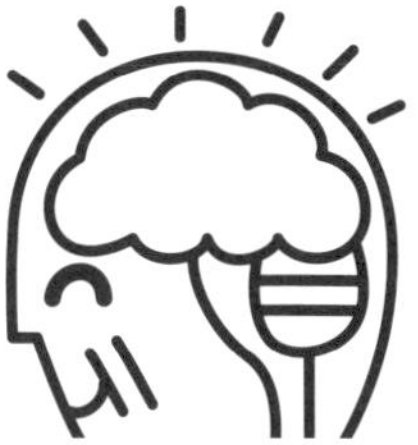

第1章

認知症は予防できる。最新情報を知って将来に備えよう

認知症は脳の老化現象 恐ろしい病気ではない

私は東京都老人総合研究所に勤務していた１９９０年からアルツハイマー病の研究を始めました。東京都老人総合研究所は、１９７２年に当時の知事がつくった施設で、高齢者問題を解決する政策を検討、作成していました。研究を始めた１９９０年は、医師でさえアルツハイマー病について知っている人はいないような時代です。

当時、私は「**痴呆制圧10ヵ年プロジェクト**（※1）」を担当していました。人口動態から見て、どのようなシステムで介護保険を導入すべきかを検討していたのです。意義がある仕事でしたが、「社会医学ではなく医学からアルツハイマー病の問題を解決したい」という思いが高まっていきました。

アルツハイマー病の最大の要因は細胞の老化です。その確信は、30年以上

※1　1989年に東京都養育院（当時）が始めた長期プロジェクト。アルツハイマー型痴呆《ちほう》の発症を少しでも遅らせ、高齢者のQOLの向上と同時に福祉医療行政に貢献するという目標を掲げる。

研究を重ねた今も変わりません。ですので、必然的に、**アンチエイジング**（※2）の研究にも力を入れるようになりました。

もともと、アンチエイジングという言葉は、アルツハイマー病の発症予防という、大きな社会問題を解決するために必要な概念として使い始めました。最初は抗老化や抗加齢という言葉を考えたけれど、どうもなじみませんでした。そうした真面目なことを言っても、なかなか世論はついてきてくれません。「90歳になってもお肌が若々しい女性がいる」という表現のほうが、一般の方々は注目するのです。

そこで、**「細胞が若かったら脳の中もアンチエイジングできて、アルツハイマー病も予防できる」というアプローチ**で雑誌に載せてもらったら、その言葉が一人歩きを始めました。

このような方向からアンチエイジングという言葉が広まり、アルツハイマー病の予防としても徐々に関心を持ってもらえるようになりました。

アンチエイジングが実現すると細胞が元気になり、健康長寿につながりま

※2　日本語では抗加齢や抗老化。加齢による体の変化（老化）をケアして、いつまでも若々しく長生きすることを目指す言葉。

す。しかし、1997年に「健康長寿を科学する」というテーマの研究を進めたいと伝えたとき、文部科学省や厚生労働省には向き合ってもらえませんでした。「医学部では病気の研究しかしないのに、健康についての研究に予算はつけられないよ」と。そこで「論より証拠」だと思い、アルツハイマー病になるマウス2匹を比較する実験を考えたのです。

一方のマウスには寿命が延びる遺伝子を導入し、もう一方のマウスには何もしません。前者のマウスがアルツハイマー病を発症しなければ、アンチエイジングによって、アルツハイマー病の発症を遅らせることを実証できると思ったのです。そのような研究計画を書いて文部科学省に出しました。

すると「それはマッドサイエンティストが考えることだ」と叱られてしまいました。それでも、研究を続けました。

そうすると、2005年ぐらいから周囲の反応が変わりました。**クルクミン**(※3)**やエピガロカテキン**(※4)**などの物質を与えたマウスは、アルツハイマー病を発症しないという研究結果が出たのです。**みんなコロッと態度が変わっ

※3 カレーなどに活用される黄色い色素成分。ショウガ科植物のウコンに含まれる。抗菌作用、抗炎症作用、抗酸化作用、抗がん作用などが報告されている。

て「これは重要な研究結果だ」と言い始めました。

認知症は医学的には病名ではありません。脳の働きが低下して、記憶力や判断力といった認知機能が落ちて、日常生活に支障をきたした状態のことです。その原因は病気があったり、栄養的な問題があったりしますが、大きな割合を占めるのが加齢による老化です。食事や運動に配慮して、老化を遅らせることができれば、認知機能の低下を遅らせることはできます。

とはいえ、いつまでも若い状態を保つことはできません。ゆるやかにすることはできても、老化は徐々に進み、やがて認知機能も低下します。

ただ、だからといって人生は終わりません。**認知機能が低下しても、暮らし方を工夫すれば居心地よく生活できますし、食べ物に配慮したり、意識して脳や体を働かせたりすることで、落ちた機能が復活することもあります。**

認知機能が落ちたとしても人生は続きますし、きげんよく生活することはできます。認知症に対する考え方は変わってきています。

※4　緑茶などに含まれるカテキンの一種。緑茶ポリフェノールの主成分。抗酸化作用が非常に強い。

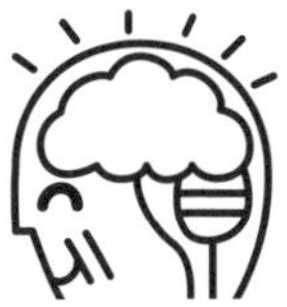

認知症の治療で大事なのは食事と運動、睡眠など生活習慣

病気の治療と聞くと**「薬を飲む」**ことを想像する方がほとんどです。認知症でもその傾向が強く、「認知症は怖い病気」とされているのは、**「治療薬がない」「なったら治らない」**というイメージがあるからでしょう。

認知症の治療薬がないというのは事実です。

レケンビにしてもアリセプト（※1）にしても、今ある認知症の薬は、アルツハイマー病を治すことはできません。だから、患者さんは「この薬を飲んでも、病気の進行は止まらないんですね」と考えます。

また、厚生労働省に「認知症は進行が止まらない病気」と定義をしてもらわないと、製薬会社にとっては不都合になります。

だから、厚生労働省のホームページにある『あたまとからだを元気にする

※1　現在使われているアルツハイマー病の治療薬。症状の進行をゆるやかにするのが目的で、これらの薬ではアルツハイマー病を根本的に治すことはできない。

MCI（※2）ハンドブック』には、「現在、アルツハイマー型認知症などの中《ちゅう》枢《すう》神経《しんけい》変性《へんせい》疾患《しっかん》の進行を完全に止める方法や、根本的な治療方法はありません」と書いてあります。

しかし、数年前に、アルツハイマー研究で「認知症は治る病気である」という、これまでの常識を覆す説が登場しました。アルツハイマー病など中枢神経変性疾患の世界的権威であるデール・ブレデセン博士（※3）が提唱する「リコード法（ReCODE Protocol）」です。

リコード法は、**生活習慣の改善と栄養補給を中心とした、アルツハイマー病の治療プログラム**で、**早期であれば9割が改善する**という、驚きの研究報告で世界中の注目を集めました。

ブレデセン博士は、２０１７年に自身の研究をまとめた書籍をアメリカで出版したのですが、４か月で20万部を超えるベストセラーとなりました。さらに、この本は世界中で注目され、当時、私も読んで衝撃を受けました。

これまで抱えていた認知症治療に対する疑問が解決し、これまでの認知症

※2　MCIとはMild Cognitive Impairmentのこと。健常者と認知症の中間にあたるグレーゾーンの段階。軽度認知障害ともいう。周囲の支えがあれば日常生活にそれほど支障はない。

※3　カリフォルニア大学サンフランシスコ校（UCSF）でアルツハイマー病について多くの研究を行う。現在は「リコード法」の教育・普及を行うMPI Cognitionを創立、最高医療責任者を務める。

治療ではなぜ治らないのかも納得したのです。

日本でもリコード法を広めねばと考えて出版社に働きかけ、翻訳本『アルツハイマー病 真実と終焉』（ソシム）が発売されました。

さらに、リコード法を参考にして、日本人に合った独自の**「神経解毒・再生プログラム」**（※4）を考案し、お茶の水健康長寿クリニックで患者さんへの治療を始めました。クリニックでは、若年性アルツハイマー病の治療が中心ですが、どの患者さんも症状が改善しており、その効果を実感しています。

また、群馬県の館林に介護付き有料老人ホームを開設し、食事や運動を中心とした最先端の治療を行い、認知症は治る、予防できる、それが現実的になってきたと感じています。

認知症の治療や予防はふだんの生活習慣にかかっています。そして、認知症の芽が生まれる（認知機能の低下が始まる）のは、早い人では40代から。

本書で紹介する予防法を**「できるだけすぐに」「できるだけ多く」実践することで、認知機能の低下を遅らせることができる**でしょう。

※4 Dr.白澤が考案した、ココナッツオイル、解毒療法、サイトカインを用いた神経再生治療などを組み合わせた神経解毒・再生プログラム。これまで300例以上の認知症患者に治療を行い、全例で神経再生を確認している。詳細は第5章。

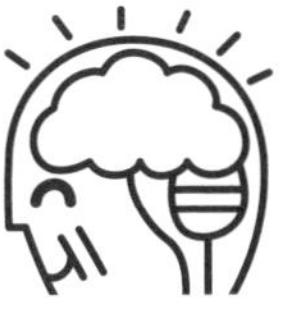

認知症の大半を占めるアルツハイマー病 原因は「炎症」「栄養不足」「毒物」

認知症の原因はたくさんあります。なかには治療すれば治るものもありますが、大半を占めるのは、**加齢とともに進行するアルツハイマー病**です。

アルツハイマー病の原因とされる**アミロイドβ**（※1）は、現在もまだ生理学的意義や、その蓄積がアルツハイマー病の原因なのか結果なのかなど、詳細は解明されていません。

ブレデセン博士は、**アミロイドβは「脳を守るための防御反応」であり悪者ではない**と結論づけました。

脳はさまざまな要因でダメージを受けていて、それらから脳を守ろうとしてアミロイドβが発生しています。製薬会社はアミロイドβを除去する（たまらない）薬を開発しようとしていますが、問題はアミロイドβではありま

※1　脳でつくられるタンパクの一種。健康な人の脳にも存在していて、通常は短期間で排出される。異常なアミロイドβができると排出されず脳に蓄積し、それが出す毒素によって神経細胞が死滅する。異常なアミロイドβが集まると老人斑《ろうじんはん》と呼ばれる。

せん。アミロイドβがたまる要因となる、脳の**神経細胞にダメージを与える根本的な要因を防ぐ必要がある**のです。

ブレデセン博士は36の要因があるとしていますが、それらは複雑で難しいため、私は大きく**「炎症」「栄養不足」「毒物」**（次ページ）としました。

ブレデセン博士は、アルツハイマー病を大きく「1型（炎症性）」「2型（萎縮性《いしゅくせい》）」「1・5型（糖毒性・1型と2型の混合）」「3型（毒物性）」の4つに分けています。炎症は大きな要因ですし、萎縮や糖毒には栄養が関係しています。脳にダメージを与える毒物に対しては解毒が有効です。

脳で炎症が起こったり、栄養不足に陥ったり、毒物が蓄積したりすることで、神経細胞がダメージを受け、認知機能がどんどん低下していくのですから、それらをできるだけ避けることができれば、認知機能の低下防止につながると考えられます。「炎症」「栄養不足」「毒物」への対策は特別なものではありません。**ふだんの生活習慣、特に食事に気をつけること、生活環境を整えることで予防できる**ものが多くあります。

アルツハイマー病をもたらす3つの要因

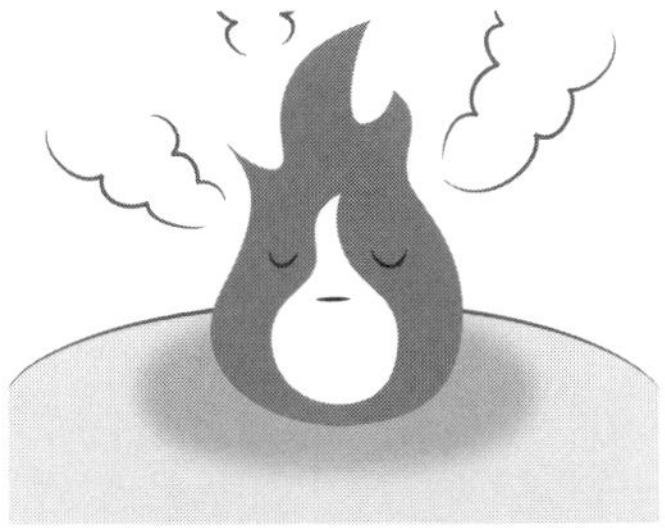

❶ 炎症

●肥満、歯周病、腸の炎症などによる体内の慢性炎症、食物に含まれるトランス脂肪酸やカビなどによる慢性的な感染がもたらす炎症が認知機能を低下させる。

対策は歯のケア（185ページ）、食生活の改善（第２章）、清潔な環境を維持すること（89ページ）

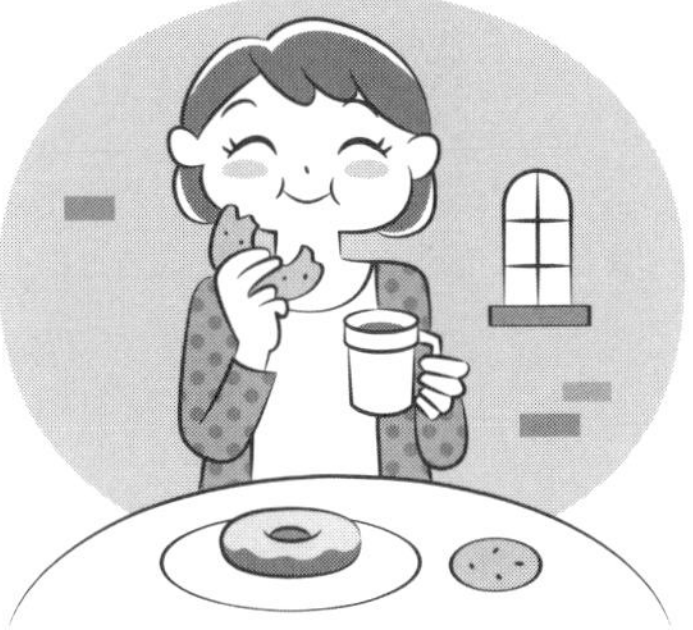

❷ 栄養不足

●インスリンが正常に働かなくなっていて（インスリン抵抗性が高い）ブドウ糖を利用できないため、神経細胞が栄養不足に陥っている。

●ビタミンや酵素などが不足して代謝がスムーズに行われていない。

対策はケトン体の合成を促す（132ページ）、食生活の改善（第2章）

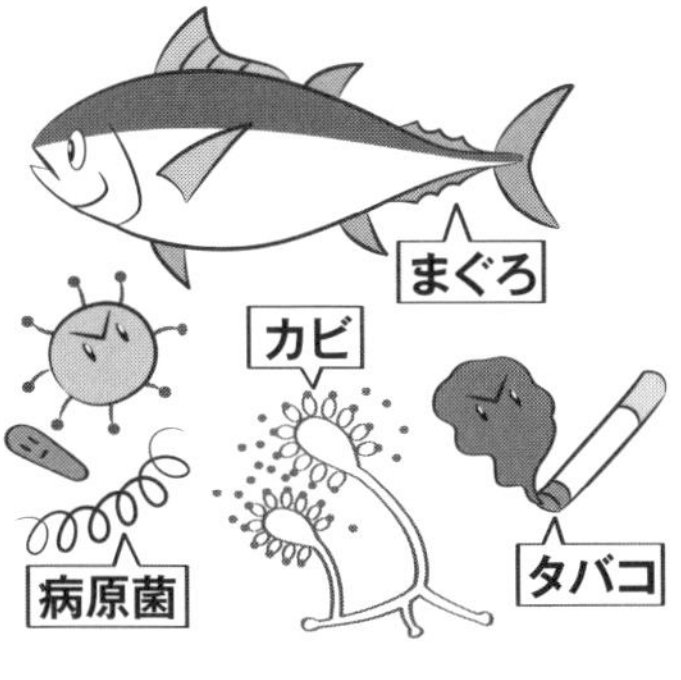

❸ 毒物

●水銀（まぐろ、歯の治療用金属など）、ヒ素など毒性のある金属が体内に蓄積して脳にダメージを与えている。

●農薬、殺虫剤、除草剤が体内に入り、脳にダメージを与えている。

●喫煙（タバコ）。

対策はいますぐ禁煙、体に有害なものを入れない（89ページ）、解毒効果の高い食べ物をとる（76ページ）

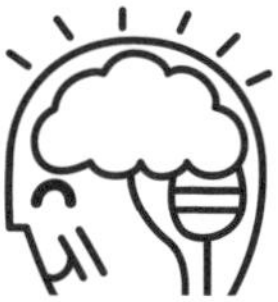

もうひとつ大事なこと 動脈硬化予防

アルツハイマー病と並んで多いのが、**血管性認知症**です。

血管性認知症は、脳梗塞（※1）、脳出血（※2）、くも膜下出血（※3）など、脳の血管に障害が起こって認知機能が低下します。これらには、**高血圧と動脈硬化**が関係しています。実は、**高血圧も動脈硬化も血管の老化**です。

動脈硬化は、血管壁に酸化したコレステロールが沈着して起こります。いきなり生じるのではなく、長い年月をかけて徐々に沈着していきます。

若いうちは血管を修復するシステムが優っているのですが、加齢とともにその機能は衰えます。カバーできないくらい酸化コレステロールが沈着すると、血管壁にプラークと呼ばれるコブができて血管の内腔が狭くなり、血液の流れが悪くなってしまいます。

※1　動脈硬化で狭くなった脳の血管に血液のかたまりが詰まって血流が滞り、神経細胞が壊死《えし》してしまう。

※2　高血圧などで脳の血管が破れて出血し、周辺の神経細胞が壊死してしまう。

※3　くも膜という脳を保護する膜の血管が出血し、周辺の神経細胞が壊死してしまう。

さらに、プラークはジュクジュクとして壊れやすく、なんらかのきっかけで傷つくと血栓《けっせん》（血液のかたまり）となります。血栓は血液にのって全身へと運ばれ、それが血管に詰まると、脳梗塞、心筋梗塞、肺血栓塞栓症《はいけっせんそくせんしょう》（エコノミークラス症候群）などを引き起こします。

高血圧にはさまざまな要因がありますが、加齢とともに血圧は上昇していきます。これは、動脈硬化が進み、血管のしなやかさが失われてしまうためです。動脈硬化でかたく、もろくなった血管が破れやすくなるため、脳出血のリスクも高まります。高血圧にも動脈硬化が関係しています。

血管性認知症は動脈硬化（血管の老化）が原因と言っていいでしょう。その予防には、何に気をつければいいのでしょうか。

動脈硬化は血管の老化ですから、**食事、運動、睡眠など生活習慣を整えることが大前提**になります。これはアルツハイマー病予防と同じことです。神経細胞にダメージを与えるものは、ほかの細胞にもダメージを与えます。**脳を守る生活習慣は血管の老化予防にも役立ちます。**

認知症の原因は複雑
年齢や状態によって対処法が違う

認知症は高齢者の病気と思っている人がほとんどでしょう。

これは大きな間違いで、実際には**40代から認知症への道はスタート**しています。**アミロイドβの沈着も、動脈硬化も特別なことではありません。むしろ、現代の日本人の多くがこれらを促す生活を送っています。**

朝食に甘いデニッシュパンを食べ、歯磨きせずに急いで家を出て、通勤ラッシュの電車はストレス満載、日中は車で営業しながらスマホをチェックし、ランチはハンバーガー、気分転換にタバコを吸い、仕事の休憩に甘い缶コーヒーを飲み、帰宅後は唐揚げやポテトチップスをつまみにビールや缶チューハイで晩酌して、スマホを見ながら就寝……。

こんな生活を送っているとアミロイドβはどんどんたまっていきますし、

動脈硬化も進行してしまいます。しかし、これにまったく当てはまらない人は少ないのではないでしょうか。**日本人の認知症患者の増加はなるべくしてなった**、そう言ってもいいでしょう。

もうひとつ大きな誤解があります。

現在の日本では、認知症の診断は「要介護であるかどうか」が基準となります。**認知機能がかなり低下していても、日常生活に支障がなければ認知症ではなく「軽度認知障害（MCI）」と診断**されます。

一般的には、MCIは認知症とは違うものといわれていますが、実は「認知症の末期」を迎えていると考えたほうがいいのです。**自覚症状が出ているときには、脳は甚大なダメージを受けている**と考えられます。

さらに、**加齢に伴って現れるもの忘れや記憶力の低下も、認知機能の低下を示すサイン**です。認知症とは違うと安心させるような説明がありますが、**そのままの生活を続けていると、脳の機能は一気に衰えて、認知機能もどん**

どん低下してしまいます。

もの忘れが始まるのは、早ければ40代くらいからです。そこから20年、30年かけて脳にダメージが蓄積していき、やがて、周囲の助けを借りないと生活できないくらい認知機能が落ち、さらには寝たきりになってしまいます。

そうならないためには、できるだけ早く、**40代、50代から脳や血管を若々しく保つための生活を始めることが大切**です。

もし、すでに認知機能の低下を感じ始めていたとしても、遅過ぎることはありません。**食事や運動、睡眠を見直して実践すれば、認知機能の低下を防ぐことができますし、落ちてしまった認知機能がよくなるケースもある**のです。私は、本書で紹介していることを、館林の介護付き有料老人ホームで実践し、その効果を実感しています。

若くして発症する若年性認知症については、遺伝が関係しているため、日常生活の改善だけでは難しい側面もあります。ただ、**サイトカインによる神経再生治療という選択肢**があります。

認知症は40代から始まっている！

40代

●早い人では記憶力の低下を感じ始める

●判断力が低下して仕事や家事の効率が落ちる

●若年性認知症を発症する人も（アルツハイマー病、血管性認知症など）

50代

●記憶力、判断力の低下がさらに進む

> ここで食い止めたい！
> 日常生活を整えよう！
>
>  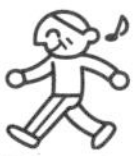
>
> 第2章　第3章

> 若年性認知症には神経再生治療あり！
>
> 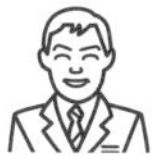
>
> 第5章

60代

●さらに認知機能が低下して、日常生活に支障が出始める

●軽度認知障害（MCI）と診断される

70代

●認知症と診断される

●誰かのサポートがないと日常生活が送れない

> ココナッツオイルで脳を活性化しよう！
> デイサービスなど介護サービスを活用しよう！
>
> 
>
> 第4章

80代以上

> 介護サービスを活用しよう！
> 周囲の対応で居心地よく過ごすこともできる！
> 施設への入居も選択肢のひとつ
>
> プロローグ
>
> 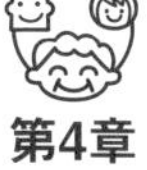
>
> 第4章

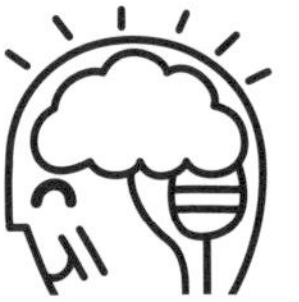

認知症のなかには適切な治療でよくなるものもある

認知機能が低下する原因には、治療が可能なものや、治療で症状が改善するものもあります。

よく混同されるのが、うつによる認知機能低下や、栄養不足によって脳がうまく働かなくなっているケースです。栄養不足は食事の改善によって、認知機能が改善します。うつの場合も、適切な食事をとり、適度に体を動かし、質のよい睡眠をとることでかなり改善します。

どちらも、本書で紹介している認知症の予防法が役立ちます。

このほか、**脳腫瘍や脳梗塞、脳出血、慢性硬膜下血腫、甲状腺機能低下症、特発性正常圧水頭症**（※1）などの病気によって起こる認知機能の低下もあります。

※1　詳細は52ページ。

これらは、それぞれの適切な治療を行うことで、症状がよくなります。特に、慢性硬膜下血腫や特発性正常圧水頭症は手術をすれば高い確率でよくなるため、「治せる認知症」と呼ばれています。

脳腫瘍や脳梗塞も、手術で原因を取り除くことができれば、脳の機能は回復します。また、一時的に脳の機能が低下したとしても、早期に治療して、適切なリハビリを受けることで、回復が見込めます。

認知機能の低下には、こうした病気が隠れていることもあるので、ある程度の年齢になったら、ＭＲＡやＭＲＩ(※2)などの検査を受けて、脳の状態をチェックすることをおすすめします。

こうした検査は脳神経外科で受けられますが、ハードルが高いと感じるようでしたら、かかりつけ医に相談したり、もの忘れ外来を受診したり、自費にはなりますが脳ドックを受けるという選択もあります。70代、80代になると、ほとんどの人が自覚症状のない小さな脳梗塞を起こしています。**検査を受けて自分の脳の状態を知り、必要があれば治療を受けましょう。**

※2　ＭＲＡは脳の血管に奇形や詰まりそうな場所がないかなどを調べる検査。ＭＲＩは脳の断面図を映像化して脳の全体像を調べる検査。

治療を受けることで改善するもの

脳腫瘍	脳にできた腫瘍が原因で認知機能が低下する。良性と悪性がある。多くは良性で、大きくならないものもあれば、急に大きくなるものもある。3cmを超えると症状が出てくるので手術で摘出する。手術が難しい場合は、薬物療法や放射線療法が行われることもある。
脳梗塞・脳出血	脳の血管が詰まったり、破れたりして神経細胞が壊死する。梗塞や出血などが起こったタイミングで認知機能が一気に悪化するが、早期に適切な治療を受ければ改善することも多い。高齢になると小さな梗塞や出血が多発しているケースが多く、この場合はゆるやかに認知機能が低下するため、受診せず放置されがち。 薬物治療が行われるほか、生活習慣の見直しも重要。
慢性硬膜下血腫	脳を包む膜と脳の間に血腫（血液のかたまり）がたまり、神経細胞を圧迫することで発症する。頭をぶつけたあとに起こることが多い。 頭蓋骨《ずがいこつ》に小さな穴をあけ、チューブを挿入して血腫を取り除く。術後は回復することが多い。高齢で手術が難しい場合や症状が少ない場合は、薬物治療を行うこともある。
甲状腺機能低下症	甲状腺はのどの辺りにある臓器で、体内の代謝を促す甲状腺ホルモンを分泌している。甲状腺の機能が低下すると、脳の働きも落ちて、注意力や記憶力など認知機能が低下する。甲状腺機能は血液検査でチェックできる。甲状腺ホルモンを服用すれば、多くはよくなる。
特発性正常圧水頭症	脳を包む膜と脳の間にある脳脊髄液（脳と脊髄に存在する無色透明の液体）がたまり、脳を圧迫して起こる。歩行障害、認知障害、排尿障害の3つの症状が特徴。これらが同時に起こった場合は特発性正常圧水頭症の疑いがある。たまった脳脊髄液を除去すると症状が改善する。

第2章

脳の毒を出す食事。
食べたらダメなもの
食べるべきもの

Dr.白澤がすすめる 毎日食べたい必須の食材

私が研究を始めた1990年代には、**アルツハイマー病は医師ですら知らないくらい珍しい病気**でした。現在、**2022年の認知症の患者数は約443万人、65歳以上の約8人に1人の割合**にまで増えています。

たった30年で、患者数がこれほど急激に増えたのには理由があるはずです。遺伝子はこんな短期間では変わりません。では、**ここ最近で急激に変化したもの**はなんだろうと考えたところ、**「食生活」**に思い至りました。日本人の食生活は高度経済成長期（※1）を境に急変しました。**おいしさ、便利さを追求して変化した「食」がアルツハイマー病の急増を招いた**のでしょう。

アルツハイマー病予防、脳の老化予防のカギになるのは食事だ。そう確信した私は、世界中の研究論文をチェックしました。

※1　日本の経済が継続して飛躍的に拡大した期間。1955～1973年頃。食の欧米化が進み、市販の惣菜、冷凍食品、レトルト食品など加工食品が登場した。ハンバーガーなどファストフード店やファミリーレストランがオープンし、外食チェーン店が増えたのもこの頃。

これまでに膨大な量の文献を読み、最終的に「これだ」とピックアップしたのが、次ページから紹介する「毎日食べたい必須の食材」です。

論文をチェックしてまとめたなら、珍しい食材ばかりと思われるかもしれません。なかには珍しいものもありますが、それはごく一部で、実際には日本人が昔から口にしている、なじみのある食材がほとんどでした。よく考えれば、日本は世界でもトップクラスの長寿国です。これは、日本人が昔から食べてきた食事が健康長寿食だったから、ということなのでしょう。

認知症、脳の老化は食事で予防、改善できる。それを証明するために、館林の介護付き有料老人ホームでは、食事を厳密に管理しています。

施設では、ここで紹介する**「毎日食べたい必須の食材」**を中心に、**脳にいい食材や食べ方**を取り入れています。これは、**最先端の認知症治療であり、寝たきりになることなく、元気で幸せに生きるためにもっとも大切なこと**だと私は確信しています。しかも、**この治療（食事）はどこの家庭でもすぐにできることばかり。**ぜひ参考にしてください。

毎日食べたい必須の食材

発芽発酵玄米

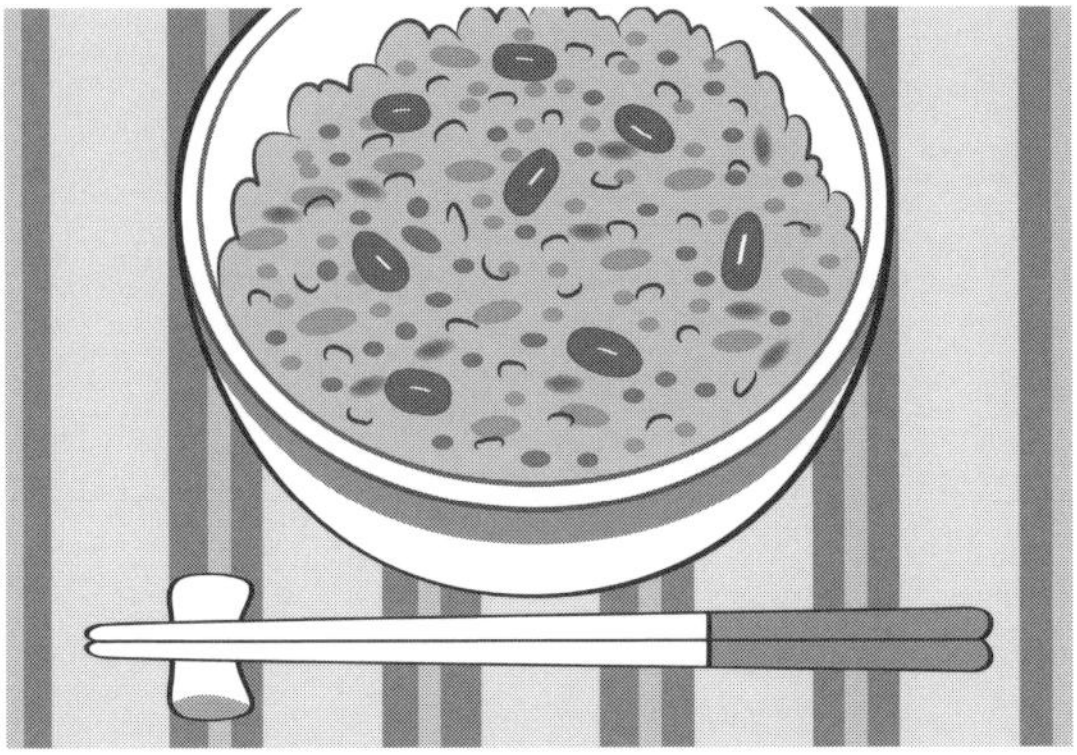

発芽玄米に小豆と塩を入れて炊き、保温状態で寝かせる

- 寝かせる（発酵させる）ことでもちもち食感になり甘みと旨みがアップ
- ビタミンやミネラル、食物繊維が豊富
- 免疫力アップや認知症予防に役立つLPS（リポポリサッカライド）を含む
- がん細胞を攻撃するNK細胞（免疫細胞）を活性化するアラビノキシランを含む
- 記憶力の向上に役立つGABAを含む

●栄養豊富でおいしい万能主食●

発芽発酵玄米は、玄米を発芽させて小豆と塩を加えて炊き、発酵させたものです。寝かせ玄米とも呼ばれています。

普通に炊いた玄米ごはんに比べて、もちもちとしてやわらかく、発酵させているので旨みがあり、消化されやすいという、栄養以外にもいいところがたくさんあります。

炊き方は、まず玄米を半日ほど水につけて発芽させます。玄米が膨らみ、小さな芽が出たら発芽玄米の完成です。

発芽玄米、小豆、水、塩を入れて炊飯したら保温し、しばらくおいて発酵させます。時間が経つほど赤茶色が濃く、もちもちとした食感が増していきます。1週間ほどもちますが、食べるタイミングはお好みで。

●脳を守り病気予防に役立つ●

白米に比べ、玄米は健康維持や老化予防に欠かせないビタミン、ミネラル、食物繊維が豊富に含まれています。

さらに、**記憶力の向上に役立つGABA**も豊富です。GABAは脳で重要な役割を担う神経伝達物質で、神経を鎮めたり、ストレスを緩和したり、睡眠の質をよくしたりすることがわかっています。白米にもGABAは含まれますが、玄米のほうが多く、玄米を発芽させるとさらに増えます。

ほかにも、がん細胞を攻撃する**NK細胞を活性化するアラビノキシラン**、**体内の毒素の排泄を促すフィチン酸**、**免疫力を高めたり認知症の予防に役立つリポポリサッカライド（LPS）**なども含まれていて、老化予防や病気予防に役立つ成分の宝庫です。

こうした有用な成分は、**白米よりも玄米に豊富**です。毎日の主食を発芽発酵玄米にすれば、それだけで脳は若返り、がんや感染症の予防にも役立ちます。

健康的な油

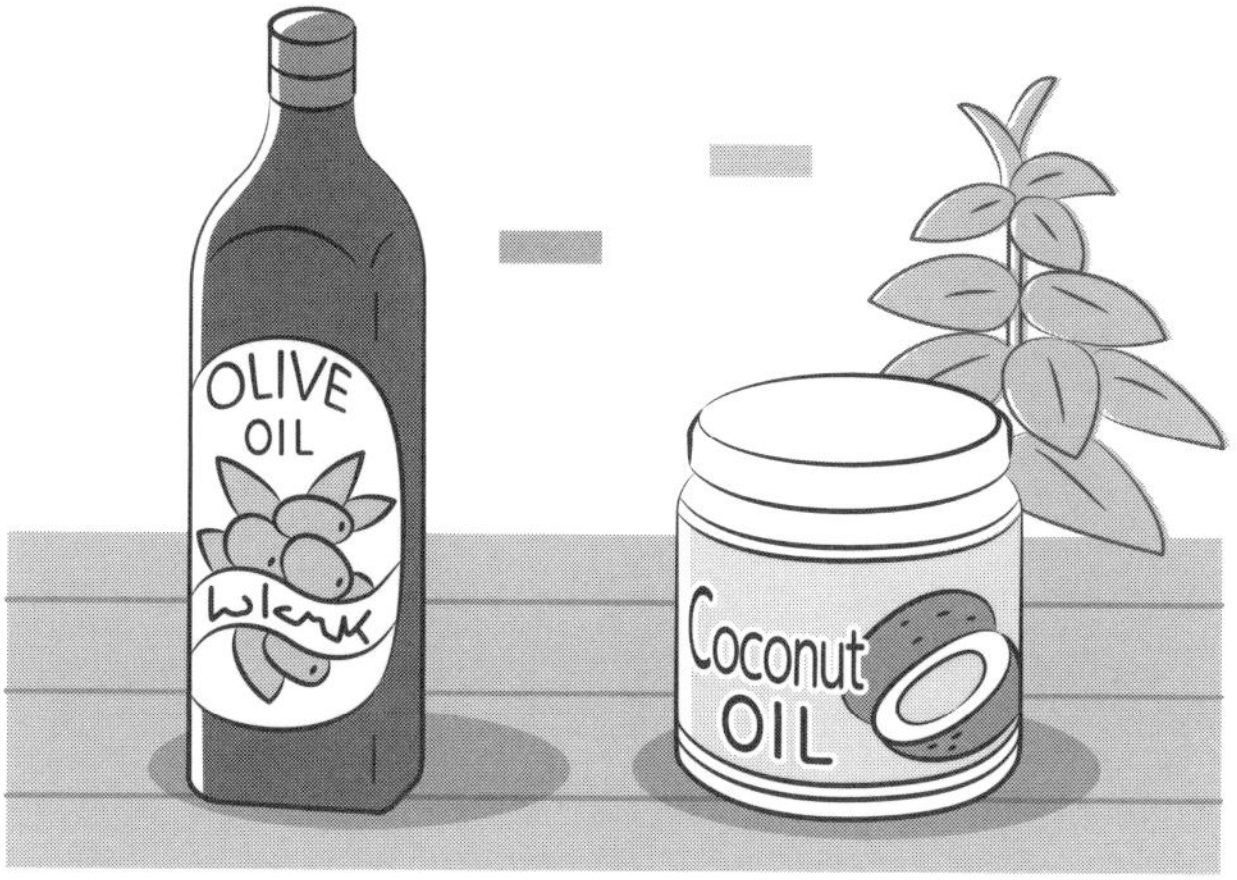

調理油にはオリーブオイルを活用しよう

- 油のなかには体内の炎症を促し、老化や病気を招くものもある
- 老化予防、病気予防にはオリーブオイル
- 認知機能の維持、改善にはココナッツオイル

●油の種類が寿命を左右する●

安価で健康的な調理油として消費量が多いキャノーラ油（サラダ油の原料の1種）ですが、学習能力や記憶力を低下させ、体重増加を招くことがマウスの実験で明らかになりました。さらに、日本で消費されているキャノーラ油の多くは、カナダ産の遺伝子組み換えされたキャノーラ種が使用されています。遺伝子組み換え作物の影響はまだよくわかっておらず、それも心配です。

脳を若々しく保ち、病気を予防したいのであれば、**調理油にはエクストラバージンオリーブオイルをおすすめ**します。

●長寿の油オリーブオイル●

和食とともに、生活習慣病や認知症を予防する食事として取り上げられるのが地中海食です。その効果は数々の研究報告によって証明されていますが、健康長寿に役立つ食材として、もっとも注目されているのがエクストラバージンオリーブオイルです。

老化を抑制するポリフェノールが豊富に含まれていて、認知機能を改善する効果があることも確認されています。

エクストラバージンオリーブオイルの有用な成分を、丸ごと得たいのであれば、ドレッシングなどにして加熱せずとりましょう。

酸化しにくいので加熱調理するときの油としても活用できます。

●脳にはココナッツオイル●

脳を活性化させるにはココナッツオイルがおすすめです。日本ではあまりなじみがありませんでしたが、若年性アルツハイマー病がココナッツオイルをとることで改善したことが書籍で発表され、世界的に注目を集めました。ココナッツオイルも積極的にとりましょう（131・136ページ）。

砂糖と塩

精製度が低いものを選ぼう

- 白い砂糖、食塩は精製度が高くミネラルがほとんど含まれていない
- 昔ながらの製法でつくられたものは、精製度が低く、ビタミンやミネラルが豊富

●精製度が低いものを選ぶ●

料理に使う砂糖や塩はどのようなものを使っているでしょうか。もし、白い砂糖（上白糖・グラニュー糖）や食塩を使っているのなら、今すぐやめることをおすすめします。

不純物を徹底的に取り除いた上白糖やグラニュー糖は、成分のほとんどがショ糖で、血糖値を急上昇させる危険な甘味料です。

黒砂糖、きび糖、てんさい糖、はちみつも血糖値を上昇させますが、ショ糖以外にも天然の成分が含まれているので、甘味料としてはこれらを活用しましょう。

塩も同じです。よく利用されている食塩は不純物を取り除く段階で、体に必要なミネラルなどが失われてしまいます。

伝統的な技法でつくられた国産の海塩は、自然な旨みや甘みがあっておいしいですし、マグネシウムやカルシウムなどのミネラルが含まれています。

●自然の塩は体にいい●

日本人は塩をとり過ぎているといわれますが、ていねいにつくられた海塩であれば、ナトリウムだけでなくマグネシウム、カリウム、カルシウムも一緒にとれるので、体内のミネラルバランスが整ってむしろ健康に役立ちます。

海塩の成分は血液と似ています。戦時中、点滴液が不足したときに海水を薄めて利用していたという歴史もあります。ミネラルバランスのいい塩を選べば、健康に役立つことは間違いありません。減塩など気にせず、おいしいと感じる味つけにして大丈夫です。

塩と違って、砂糖など甘味料はとり過ぎないよう注意する必要があります。

甘味料をたくさんとると血糖値の急上昇を招き、動脈硬化を促進し、アルツハイマー病のリスクを高めます。**健康のためには砂糖を控えましょう。**

毎日食べたい必須の食材

卵

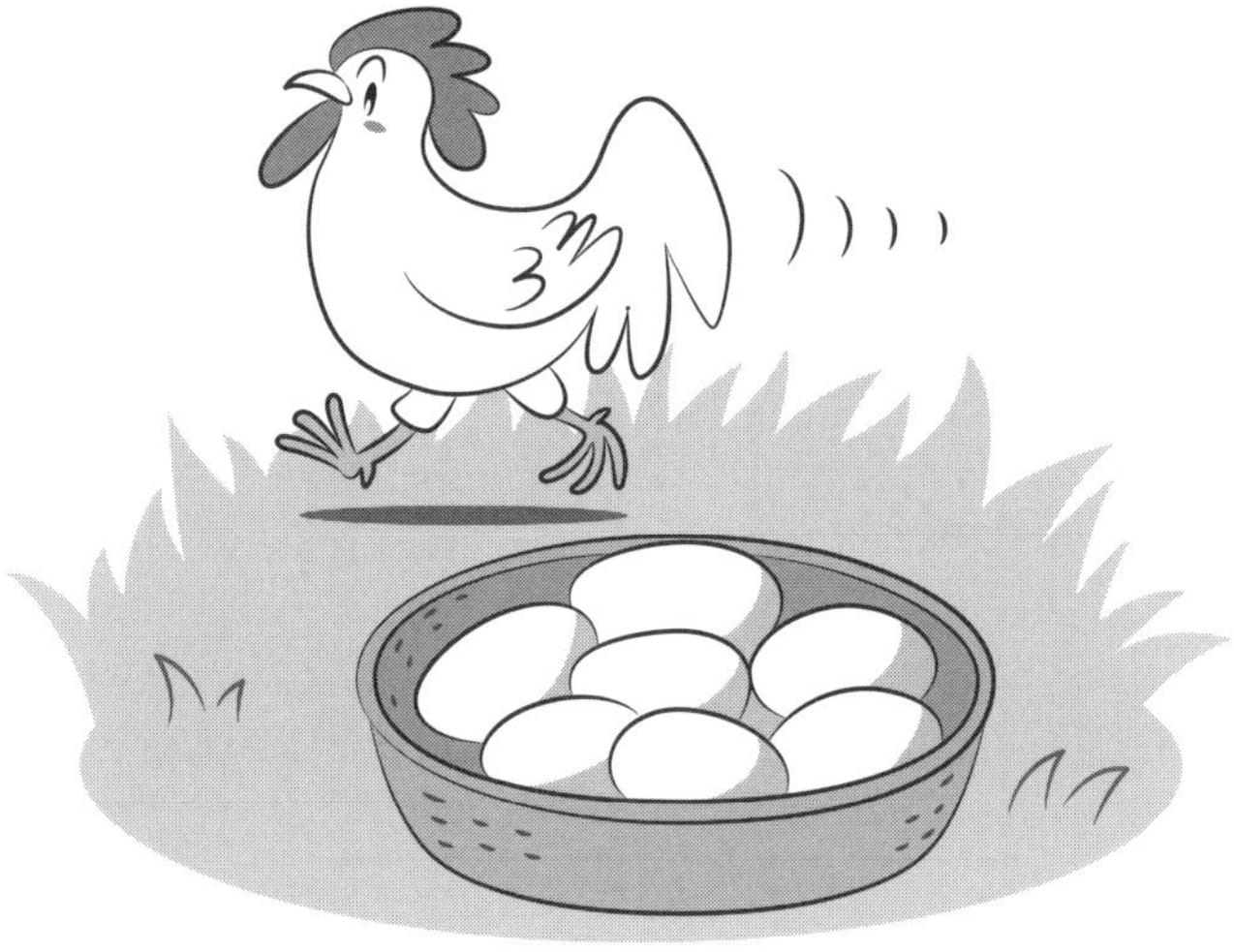

親鶏の生育環境やエサをチェック

- 卵の質は親鶏の状態に左右される
- 理想は平飼いで質のよいエサを与えられた鶏の卵
- 卵の質はエサによって変わる。強化されている成分をチェックしよう

1日2個の卵を食べよう

健康長寿のためには、1日2個の卵を食べましょう。かつては、コレステロールに配慮して、食べ過ぎないよう注意されていましたが、2015年にアメリカで食事由来のコレステロール摂取に対する制限が削除されて、その健康効果が注目されています。

最近では、脳卒中や認知機能の低下を防ぐためには、毎日食べたほうがいい健康食材に躍り出ました。

卵の栄養で特に注目されているのが、コリンとレシチンです。**コリンは神経伝達物質であるアセチルコリンの原料になり、レシチンはコレステロールの分解や排泄を促します。**

また、卵は完全栄養食品と呼ばれるほど栄養価が高く、良質のタンパク質も豊富です。**高齢者の栄養不足を補うには、最適の食材**と言っていいでしょう。

Dr.白澤おすすめの卵

ラウリン酸卵
https://tocofoods.thebase.in
エサにココナッツオイルを混ぜて育てた鶏が産む卵。ココナッツオイルの主成分であるラウリン酸を含む。1日2個食べると血糖値が下がったという報告あり。

エルゴチオネイン卵
https://www.chatamaya.com
神経細胞を増やす、記憶力アップ、免疫力アップ、うつの予防・改善、老化予防などの効果があるエルゴチオネイン（82ページ参照）を含む。

オメガ3卵
http://tamago.aidaegg.com/
体内の炎症を抑制する不飽和脂肪酸（オメガ3系脂肪酸）を含む。抗炎症作用が高いα-リノレン酸、脳を活性化するDHAが通常の卵より多い。

●質のいいものを選ぼう●

卵の質は親鶏の生育環境に左右されます。理想は、平飼いで自然なエサ（穀物や野草）を食べて育った鶏の卵です。また、エサに有用な成分を混ぜて育った鶏の卵もあります。ラウリン酸、エルゴチオネイン、オメガ３（系脂肪酸）、ビタミンEなど、さまざまな栄養を強化した卵が市販されています。そのなかでも、私が注目している卵をいくつか紹介します。どれも取り寄せが可能です。

毎日食べたい必須の食材

良質なタンパク質

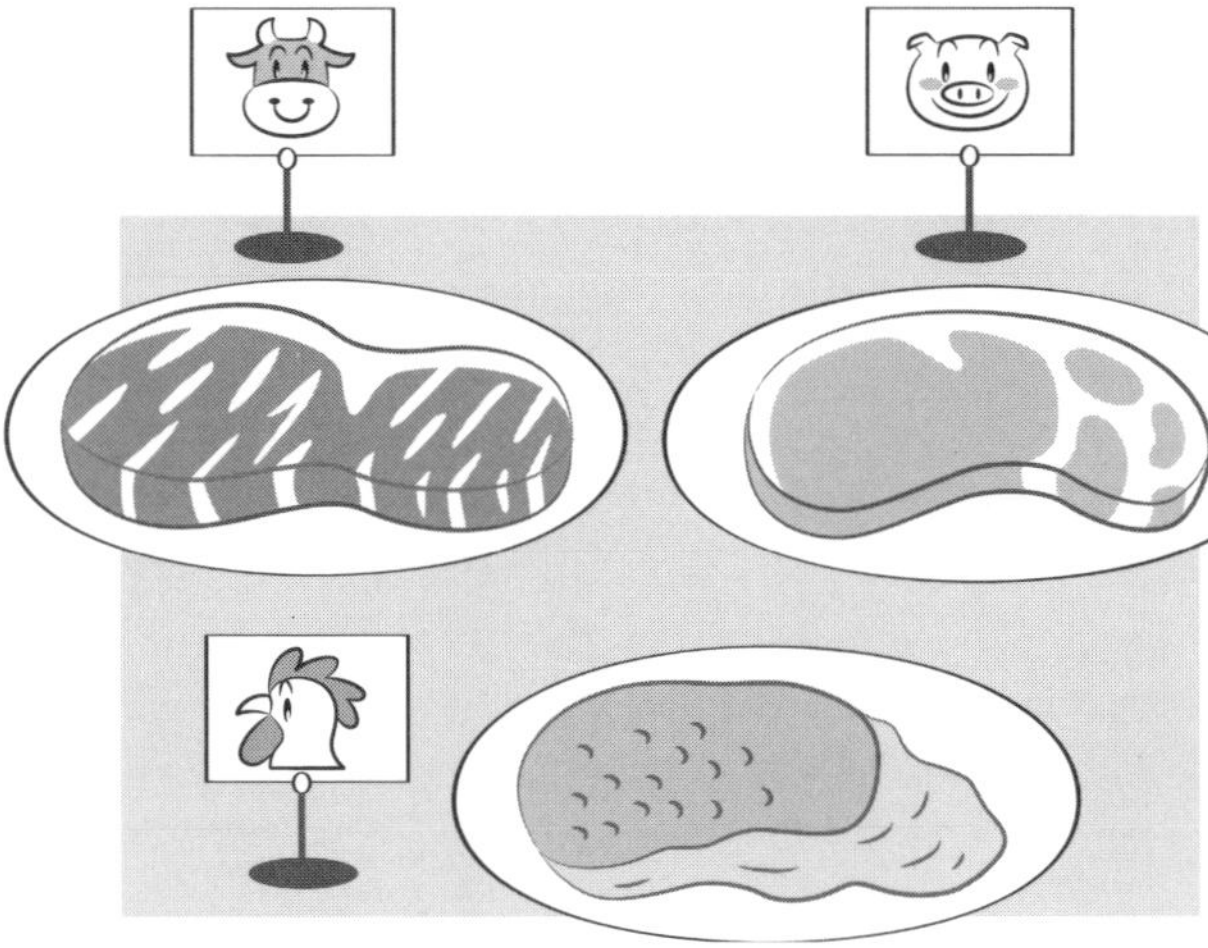

生命の要となる重要な栄養素

- 不足すると認知機能の低下だけでなく、筋肉が落ちて、寿命も短くなる
- タンパク質を多く含むのは肉や魚、卵（動物性）。効率よくタンパク質がとれるのは肉

●肉を食べて筋肉を維持しよう●

高齢になると、活発に動かなくなったり、食が細くなったりするので、食べる量が減ってしまいます。家族もそれが普通と思いがちですが、これは大きな勘違いです。

高齢になると腸から栄養を吸収する機能も低下するので、そのぶんたくさん食べる必要があるのです。日本の高齢者はタンパク質が不足しがちという調査結果があり、肉をしっかり食べるようすすめられています。

加齢とともに筋肉は減少します。高齢期に筋肉が減ると、運動機能が低下して転倒や骨折しやすくなり、そのまま寝たきりになって認知症へと進むケースが少なくありません。

筋肉量の減少を防ぐために必要なのが、なんといっても良質なタンパク質です。

タンパク質はすべての細胞の原料であり、不足すると新陳代謝が低下して、老化が早まってしまいます。**タンパク質をしっかりとるには肉がおすすめ**です。

●バランスよく食べよう●

肉の代表は牛、豚、鶏です。これらにはそれぞれいいところがあるので、バランスよく毎日の食事に取り入れましょう。

牛肉は脂身の少ない赤身を選びましょう。牧草を食べて育った牧草牛（グラスフェッドビーフ）であればオメガ3が豊富です。

豚肉も脂身の少ない赤身がおすすめです。代謝を高めるビタミンB_1が豊富で、疲労回復やスタミナアップに効果があります。

鶏肉は、疲労回復効果のあるイミダペプチドが多いむね肉がおすすめです。皮にはとり過ぎると炎症を促すオメガ6が多いので、調理する際に取り除いて食べましょう。

栄養的には、それぞれいい点があります。あまり難しく考えず、自分の好きなものを食べるのでOKです。

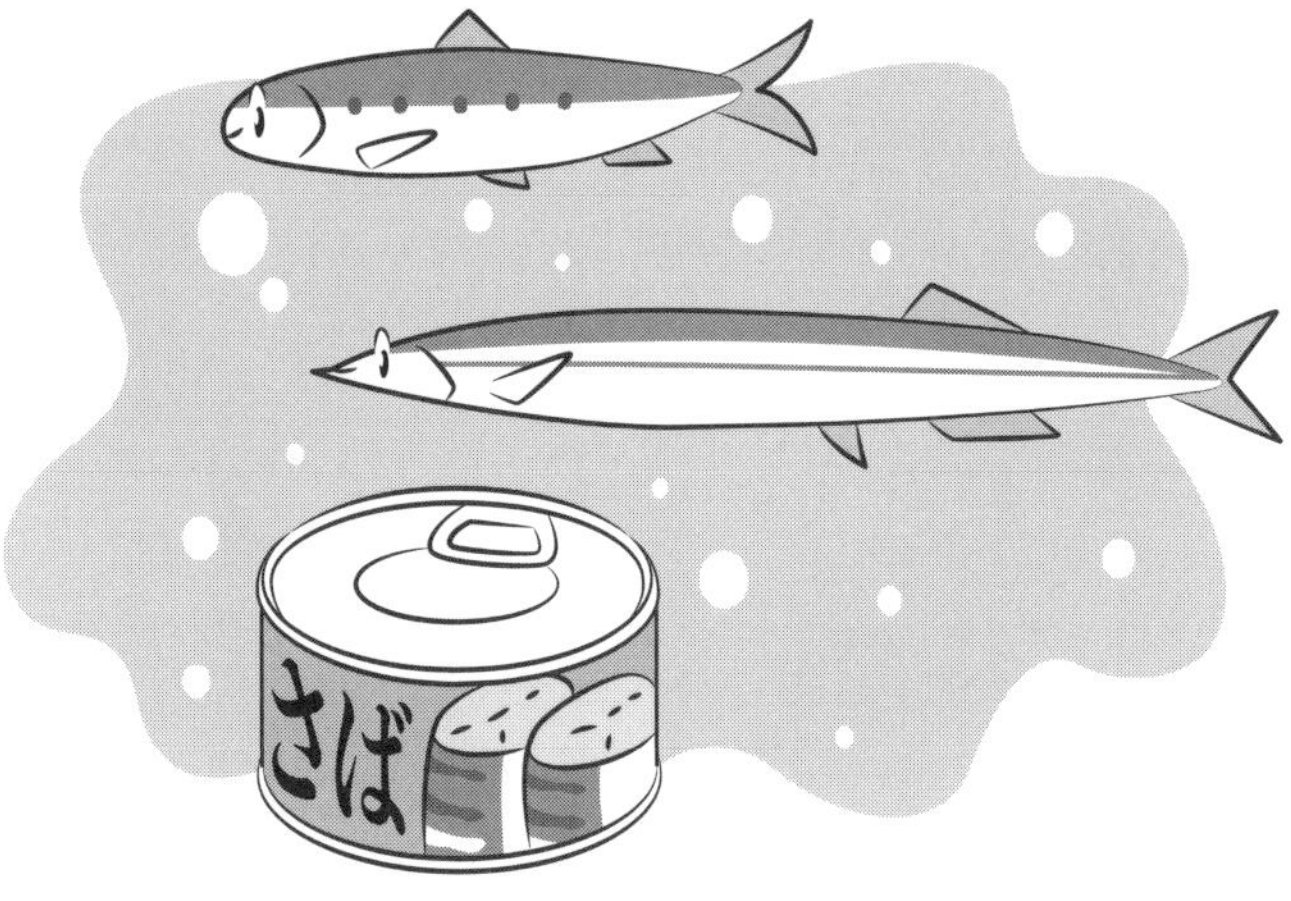

青魚

体内の炎症を抑えるオメガ3が豊富

- 体内の炎症を抑えるEPA（エイコサペンタエン酸）、神経細胞の膜に必要なDHA（ドコサヘキサエン酸）が豊富
- 認知症予防、健康長寿のためには欠かせない必須の食材

●動脈硬化も認知症も予防●

オメガ3には、**炎症を抑えるEPA**（エイコサペンタエン酸）と、**神経細胞の膜に必要なDHA**（ドコサヘキサエン酸）のほか、えごま油やあまに油に含まれるα-リノレン酸（体内でDHAやEPAの合成に利用される）があります。

ドイツのベルリン医科大学神経学の研究グループは健康な高齢者に、オメガ3を含むサプリメントを6か月間投与したら認知機能が向上したと報告しています。**認知機能の維持にはオメガ3が欠かせません。**

ところが、現代人はオメガ3が不足しがち。意識してとる必要があります。

さば、いわし、さんまなど青魚はＥＰＡ、ＤＨＡ、どちらも豊富に含まれていて、動脈硬化、認知症予防に役立つ重要な食材です。積極的に食べましょう。

●刺身で食べるのがおすすめ●

ＥＰＡやＤＨＡを効率よくとるには刺身で食べるといいでしょう。焼いたり、揚げたりするとせっかくのいい油が調理中に失われてしまいます。煮魚は味つけに砂糖が使われるのであまりおすすめしません。

脳や血管にいいとわかっていても、鮮度が落ちやすく、調理の手間がかかる魚を購入することに躊躇《ちゅうちょ》する人もいるようです。

そんな場合は缶詰を活用しましょう。缶詰は脂がのった時期に収穫して加工しているので、ＥＰＡやＤＨＡがより多く含まれています。保存も長期間できるので、常備しておくと便利です。

白身魚ではありますが、ＥＰＡやＤＨＡが豊富でおすすめなのが鮭です。アルツハイマー病の患者さんで、不足していることが多いビタミンＤも豊富です。身の赤い色素には強力な抗酸化作用があります。

発酵食品

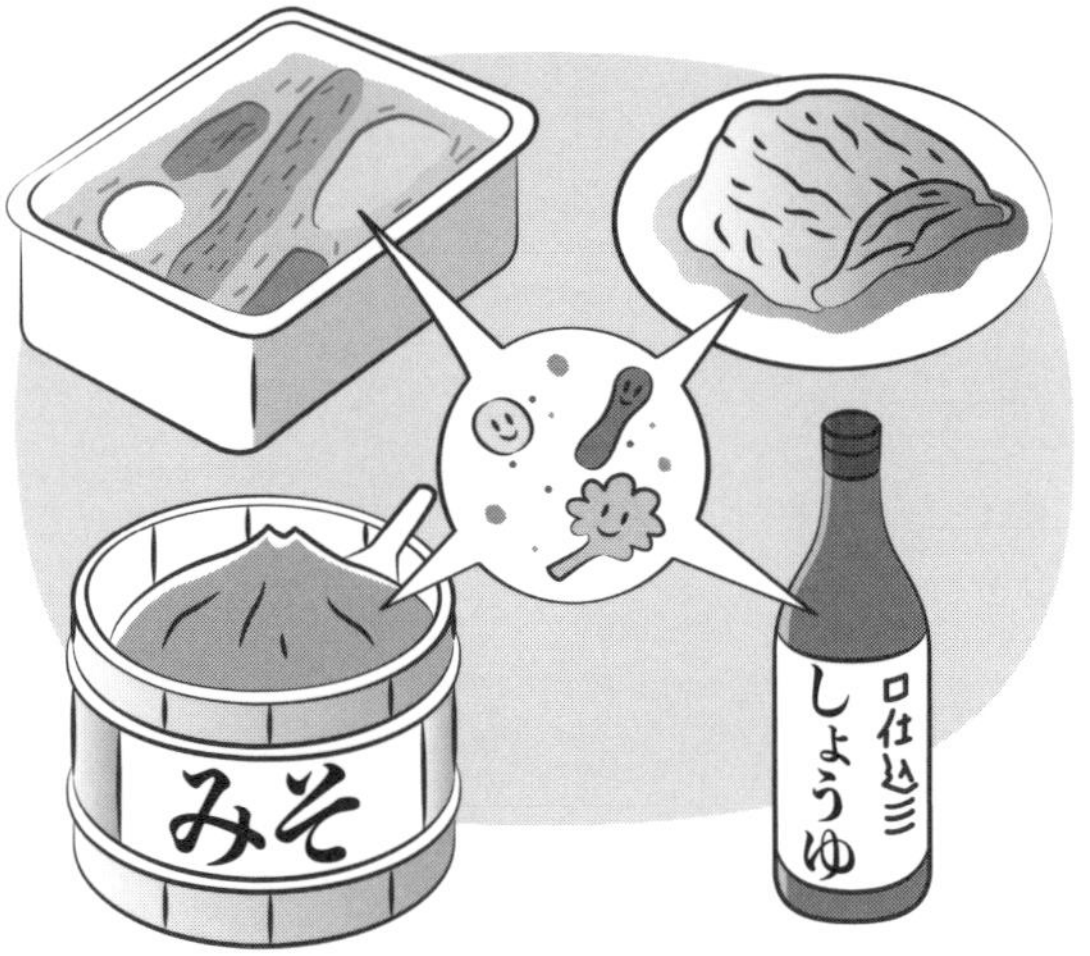

微生物のパワーで腸内環境を整える

●腸内環境と脳は関係が深い（182ページ）
●腸内の善玉菌を元気にする発酵食品を積極的に食べよう
●調味料、漬け物、納豆などが代表

●自家製のみそ・しょうゆ●

発酵食品とは微生物が食品のタンパク質やでんぷんを分解して、別のものにつくりかえた食品の総称です。みそのこうじ菌、漬け物の乳酸菌、納豆菌など、体によい働きをする微生物が発酵食品には含まれています。

日本食は発酵食品の宝庫です。**その代表はみそ、しょうゆ、みりん、塩こうじ、酢、酒かす、甘酒などの調味料**です。これらは1回に使う量は少量でも、毎食のように使っていれば1日の摂取量は多くなります。

●腸内環境をよくするぬか漬け●

キムチやぬか漬けなどの漬け物も発酵食品

です。どちらも、腸内の善玉菌を増やす乳酸菌が豊富で、腸内環境の改善に役立ちます。

乳酸菌はヨーグルトやチーズなど乳製品からとるイメージがありますが、日本人は乳製品をうまく消化できない体質の人が少なからずいます。体質に合わないものを、無理に食べる必要はありません。日本古来の発酵食品を活用しましょう。

市販のみそやしょうゆ、ぬか漬けには、大量生産のため、あまり発酵していないものもあります。質のいいものをとりたいのであれば、手作りがおすすめです。館林の介護付き有料老人ホームでは、みそやしょうゆ、ぬか漬けは手作りしています。

もうひとつ、**毎日食べたい発酵食品が納豆**です。納豆は納豆菌が大豆を発酵させた食べ物です。発酵させることで、カルシウムやビタミンB_2の量が増え、血栓を溶かすナットウキナーゼという酵素が発生します。

良質なタンパク質も豊富で、動脈硬化や認知症の予防には最適の食材です。1日1パックは食べましょう。

日本食には、さまざまな発酵食品がありす。毎日の食事に取り入れましょう。

毎日食べたい必須の食材

ボーンブロス

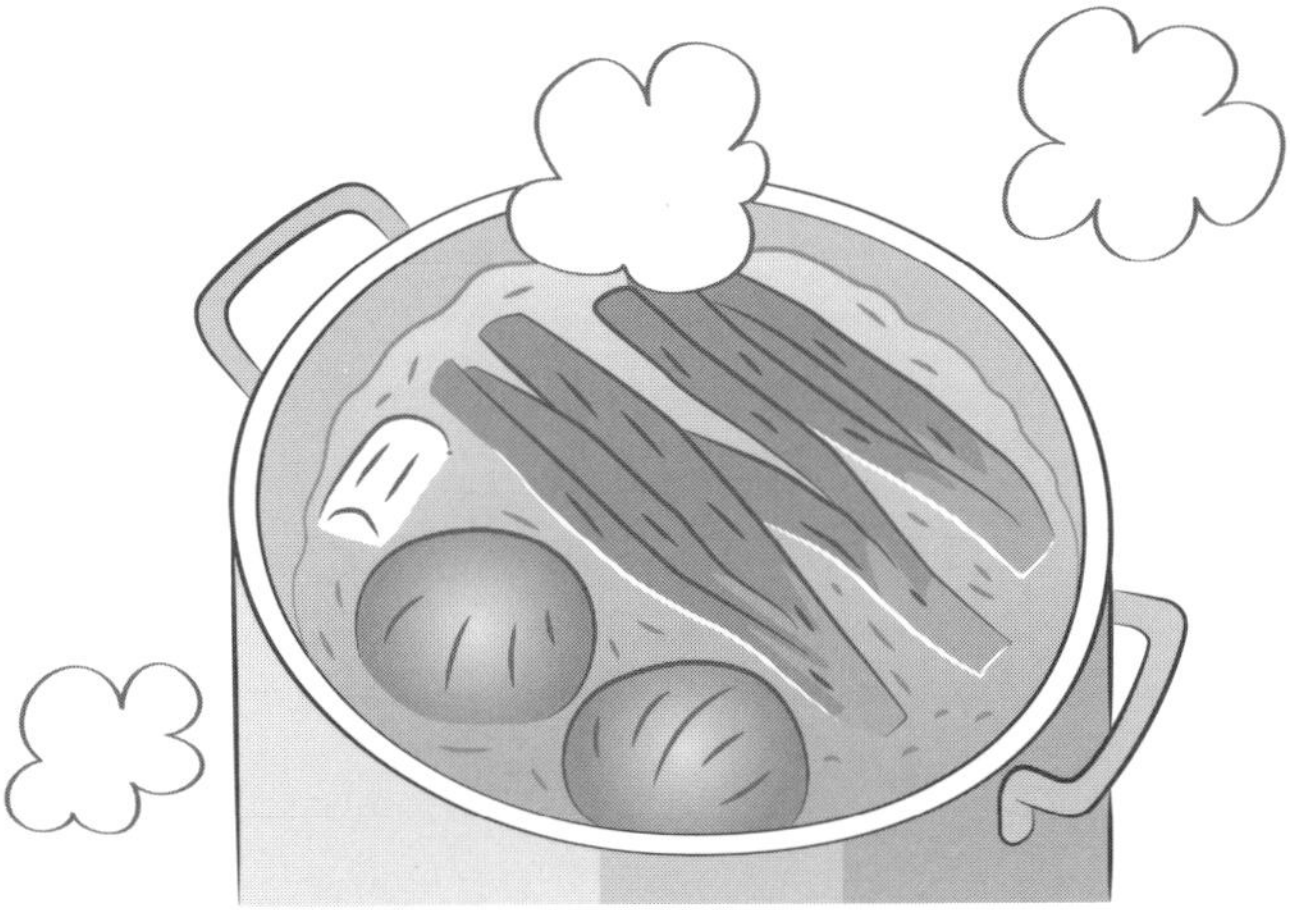

タンパク質が豊富で消化・吸収しやすい

- 鶏、牛、豚などの骨と香味野菜を煮込んだスープ
- 長時間煮込むので骨から栄養が溶け出す
- 消化・吸収する力が落ちている人におすすめ
- 腸の粘膜の修復に役立つ

●旨みと栄養が溶け出たスープ●

ボーンブロスは骨からとるだしです。牛や豚、鶏などの骨と香味野菜を、鍋でコトコトと煮込んでできるスープのことです。

長時間かけて煮込むので、骨から栄養が溶け出し、**カルシウム、リン、マグネシウム、コラーゲン、アミノ酸（タンパク質が分解されたもの）が豊富**に含まれています。

ボーンブロスのいいところは、消化・吸収されやすい点です。

加齢とともに、腸で栄養を吸収する力は落ちるので、高齢者はしっかり食事をしているつもりでも、低栄養に陥っているケースがよくあります。**ボーンブロスは消化機能が落ちた高齢者にぴったり**です。

また、タンパク質やビタミン、ミネラルが豊富なボーンブロスは腸粘膜の修復を促します。**腸の粘膜がダメージを受けて、バリア機能が低下している人にもおすすめです。**

腸のバリア機能が低下すると、疲労感、下痢や便秘、じんましん、アトピー性皮膚炎、リーキーガット症候群（183ページ）など、さまざまな不調が起こります。ボーンブロスはこうした不調の改善にも役立ちます。

●ボーンブロスは手作りできる●

牛テール、スペアリブ、手羽先、手羽元など骨のついた肉と、ねぎ、しょうが、にんにく、セロリなどの香味野菜を鍋に入れて、アクを取り除きながら数時間煮込みます。粗熱が取れたらザルなどでこし、できたスープがボーンブロスです。

旨みが濃いので、塩などで味つけしてそのまま飲んでもいいですし、具材を加えてスープにしたり、カレーやシチューなどの煮込み料理に活用したりするのもおすすめです。

ボーンブロスのレシピはインターネットで紹介されていますし、レシピ本などもあるので、ぜひ手作りしてみてください。

毎日食べたい必須の食材

旬の野菜と果物

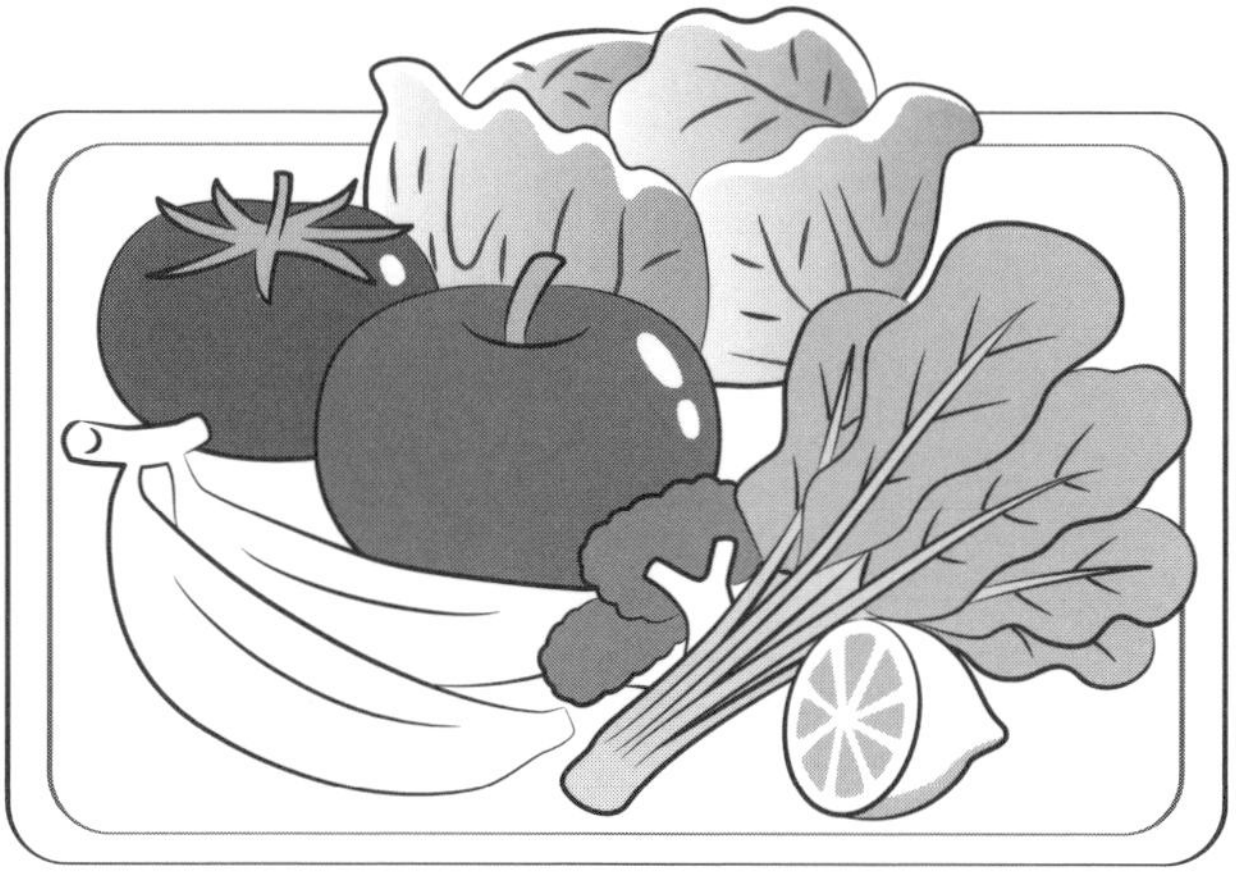

植物はアンチエイジングに効く栄養素の宝庫

- 旬のものほど栄養価が優れている（ハウス野菜より露地野菜）
- 赤、黄、緑、白、紫、茶、黒の7色の野菜や果物をバランスよく取り入れよう
- 複数の野菜を組み合わせるといい

●色で選ぶとバランスがいい●

老化や病気の予防には、旬の野菜や果物をしっかりとりましょう。

野菜や果物の色や香り、苦み、辛みのもとになる、フィトケミカルと呼ばれる成分は、植物が紫外線や虫などから身を守るためにつくり出した成分です。

その種類は数百とも数千ともいわれ、ひとつの野菜や果物に複数のフィトケミカルが含まれています。**フィトケミカルは強力な抗酸**

化作用があるものが多く、アンチエイジングの強い味方。健康維持や病気予防に役立つことがわかっています。

おすすめはその時季にとれる旬の野菜や果物です。旬の野菜は、ハウス栽培のものに比べて栄養価が優れていますし、価格も下がります。ただ、最近は1年を通して流通する野菜や果物がほとんど。どれを選べばいいのか悩むという人は、色で選びましょう。

●レインボーフーズという考え方●

フィトケミカルは、ひとつだけとるよりも複数を一緒にとったほうが、相互作用を発揮します。そこで、私が着目したのが、**食材を赤、黄、緑、白、紫、茶、黒の7色のグループに分けて考えるレインボーフーズ**です。複数の色を取り入れることで、異なる成分を効果的にとることができますし、わかりやすいのも魅力です。次ページから紹介する7色の食材を積極的に活用しましょう。

ビタミンやフィトケミカルのなかには、加熱すると失われてしまうものもあります。栄養素を効率よくとるのであれば、**野菜や果物をミキサーにかけたスムージー**がおすすめ。攪拌《かくはん》するので、飲みやすく、消化しやすいという利点もあります。

朝、食欲がないという人は、朝食をスムージーにしてみてはいかがでしょうか。

7色の食材を取り入れる

緑の食材

ブロッコリー、ほうれん草、青ねぎ、キャベツ、ピーマン、オクラ、アスパラガス、水菜、アボカド、キウイフルーツなど

緑色の野菜はフィトケミカルの宝庫。カロテン、抗酸化ビタミン、カリウムなどが豊富で、濃い緑色の野菜には抗酸化作用が強いクロロフィル（葉緑素）も。

黄の食材

とうもろこし、かぼちゃ、にんじん、さつまいも、菊花、みかん、バナナなど

にんじんのだいだい色、かぼちゃやさつまいもの黄色は、色素成分のβ-カロテンです。強力な抗酸化力があり、体内で活性酸素を抑制して老化予防や病気予防に役立ちます。

赤の食材

トマト、赤ピーマン、唐辛子、いちご、りんご、すいか、さくらんぼなど

トマトのリコピン、唐辛子のカプサイシン、赤パプリカのカプサンチンなど、強力な抗酸化作用を持つフィトケミカルが豊富に含まれています。特にトマトは「医者いらず」という言葉があるくらい栄養価が優れています。

紫の食材

紫キャベツ、ラディッシュ、紫玉ねぎ、ビーツ、なす、紫いも、小豆、ブルーベリー、ぶどう、いちじくなど

紫キャベツ、紫玉ねぎ、ぶどうやブルーベリーに含まれる紫の色素成分であるアントシアニンは、抗酸化作用が非常に強く、認知症予防に役立つという報告もあります。

白の食材

玉ねぎ、長ねぎ、カリフラワー、大根、セロリ、白菜、じゃがいも、長いも、大豆、にんにく、なしなど

色はついていなくても栄養素の宝庫です。玉ねぎや長ねぎに含まれるイオウ化合物は動脈硬化予防に役立ちますし、カリフラワーやじゃがいもは抗酸化ビタミンが豊富。

黒の食材

黒ごま、黒にんにく、黒豆、きくらげ、のり、昆布など

黒豆、黒にんにく、黒ごまなど、黒い食材はそうでない食材（豆・にんにく・白ごま）に比べポリフェノールの色素を多く含んでいます。健康長寿に役立つ食材ばかりで、漢方では滋養強壮の力が強いとされています。

茶の食材

しいたけ、まいたけ、なめこ、ごぼう、しょうが、ごま、ナッツ、納豆、厚揚げ、みそなど

茶色の食材には、香りや味に特徴のあるものが目立ちます。こうしたクセのある味や香りの素がフィトケミカルです。食物繊維が豊富なものが多く、解毒にも役立ちます。

毒は気づかないうちにたまっていく
食べ物で毒の排泄を促そう

長い間、人体の中枢を担う脳は、異物が入り込むことができないよう、厳重に守られていると考えられてきました。

ところが、2019年にアルツハイマー病患者の脳からジンジバリス菌（※1）が発見された、という論文が発表されて医学界に大きなインパクトを与えました。脳の守りは鉄壁ではない、ということが示されたからです。

また、ブレデセン博士の説では**「脳になんらかの異物が入ると、それと戦うためにアミロイドβが発生し、やがて毒性の強いタンパク質へと変質して神経細胞が機能障害を起こす」**となっています。

体内に毒を入れないことが大切ですが、私たちは呼吸や食べ物、皮膚などから外界のものと接触していて、カビ、重金属、内分泌を乱す物質など、さ

※1 歯周病の原因菌。認知症、動脈硬化、脳梗塞、心筋梗塞、誤嚥性肺炎などへの関係が指摘されている。動脈硬化・認知症予防には歯と歯ぐきのケアがとても大切（185ページ）。

まざまな有害物質にさらされています。

有害物質を完全にシャットアウトすることは不可能ですし、それを考えながら生活することは、非常にストレスがたまるでしょう。

できないことに注力するよりも、私たちの体に備わっている、**有害物質を排泄するメカニズムを強化するほうが現実的**ではないでしょうか。

体内に有害物質が入ったとしても、汗、尿、便などと一緒に体外に排泄されます。**運動や入浴で汗をしっかりかき、腸内環境を整えて快便を促すことは何よりのデトックスになります。**エアコンの効いた部屋で汗をかかずに過ごし、ストレスで便秘しがちな人は、体内に有害物質がたまっていく一方です。いますぐ生活を見直しましょう。

また、毎日の食事に、**有害物質の排泄を促す解毒作用のある食品を取り入れることも解毒に役立ちます。**次ページから紹介する、ブレデセン博士がすすめる特に解毒作用が強い食品を、毎日の食事にできるだけたくさん取り入れることも、認知症予防に役立ちます。

脳の毒を出す食材

香菜

●脳に蓄積した重金属を排出●

独特の強い香りがあり、アジアではシャンツァイ、パクチー、コリアンダーなど、さまざまな名前で知られています。クセがあるので好き嫌いが分かれますが、**脳を解毒する最強のデトックス野菜**です。

古くから健康に役立つ野菜として知られ、古代エジプト・ギリシャ・ローマなどでは医療にも利用されていたそうです。

ビタミンやミネラルを豊富に含むうえ、水銀や鉛など、体内の重金属の排泄を促す作用もあります。動物実験では、**生殖器や脳に蓄積した重金属（鉛）の排出を促す効果が確認**されており、アルツハイマー病予防の強い味方と言えるでしょう。

強力な抗酸化作用、サルモネラ菌やカンジダなど病原菌を殺す抗菌作用もあります。

最近は、日本でも栽培されていて、スーパーなどで1年を通じて販売されています。

脳の毒を出す食材

ブロッコリー

●二重三重のデトックス効果●

抗酸化ビタミンと呼ばれるビタミンC、代謝を促すビタミンB_1やB_6、葉酸が豊富に含まれていて、**認知症予防だけでなく健康長寿に役立つ野菜**です。

私たちの体内では常に代謝が行われ、エネルギーや細胞をつくっているのですが、その過程でホモシステインという物質が発生します。ホモシステインが体内にたくさん存在すると、神経細胞や血管にダメージを与え、認知症や動脈硬化のリスクが高まります。

ブロッコリーに多く含まれるビタミンB_6や葉酸には、ホモシステインを無毒化する作用があります。実際、これらのサプリメントを摂取すると、ホモシステインの数値が下がり、認知症の症状がよくなるそうです。

また、芽の部分に含まれている**スルフォラファンは、有毒物質を排泄し、炎症の抑制に役立ちます。**効率的にとりたいのであれば、スプラウトを生で食べるのがおすすめです。

脳の毒を出す食材

キャベツ

●解毒を担う肝臓をサポート●

体内の有害物質を解毒する役割を担っているのが肝臓です。肝臓は体外から侵入した有害物質（病原菌）や、体内で代謝の過程で生じた有害物質を、毒性の低い物質に変える役割を担っています。

キャベツに含まれているイソチオシアネートには、肝臓の解毒機能を高める作用があります。また、**抗酸化作用も強いので動脈硬化予防にも役立ちます。**イソチオシアネートは辛み成分で、キャベツをはじめ、わさびや大根、小松菜、かぶ、ブロッコリー、カリフラワーなどアブラナ科の植物に含まれています。

そのほかにも、抗酸化作用の強いビタミンC、胃の粘膜を修復するメチルメチオニンなども含まれています。

キャベツよりも栄養価が高い芽キャベツ（ビタミンCは約4倍、食物繊維は約3倍）もおすすめです。シチューやポトフに、丸ごと入れて食べましょう。

脳の毒を出す食材

ルッコラ

●おいしいだけじゃない解毒野菜●

ごまのような風味や、食べたときのピリリとした辛さがおいしいと人気のハーブです。日本で食べられるようになったのは最近で、ピザにのせたり、生ハムに合わせたり、サラダにしてそのまま食べたりします。

ルッコラの辛みの元はグルコシノレートという成分で、肝臓の解毒機能を助けます。

葉酸も多く含まれているので、**認知機能の低下をもたらすホモシステインの無毒化を促してくれます。**

また、キャベツと同様、アブラナ科の植物なのでイソチオシアネートも含まれていて、ダブルのデトックス効果があります。

肝臓の働きが活性化すると、体内に有毒な物質がたまりにくくなります。**複数の解毒効果のあるルッコラは、アルツハイマー病の予防や改善に役立ちます。**

スーパーなどでも販売され、手に入れやすくなりました。ぜひ活用しましょう。

きのこ

●排便は最大のデトックス●

有毒物質や代謝で発生した老廃物を体外に排泄するシステムのなかで、もっとも大きな役割を担っているのが排便です。**便秘がちな人は、体内に有害物質がたまりやすく、アルツハイマー病のリスクが高くなります。**

便秘の改善に役立つのが、きのこに多く含まれている**食物繊維**です。食物繊維をたくさんとると、蠕動《ぜんどう》運動が活発になって便通がよくなりますし、有害物質もより多く排出されます。また、食物繊維を多く含むものは噛みごたえがあります。よく噛んで食べることは認知症予防や動脈硬化予防に役立つので、その意味でもきのこはおすすめです。

もうひとつ、きのこで注目されているのが**エルゴチオネイン**です。記憶力や集中力を高める効果があり、神経細胞を増やすという報告もあります。きのこ全般に含まれていますが、突出して多いのが、**鮮やかな黄色いきのこタモギタケ**です。

脳の毒を出す食材

しょうが

●血流がよくなれば解毒もアップ●

アルツハイマー病の要因のひとつに「脳の血流が悪い」という報告があります。

体内の有害物質は、血液とともに肝臓に送られて無害なものに分解され、腎臓や腸に送られて、尿や便として体外に排泄されます。

脳の血流が悪くなると、有害物質の排泄がうまくできなくなり、アルツハイマー病のリスクが高まるのでしょう。

しょうがの血流をよくする働きは、デトックスに一役買っています。また、しょうがに含まれる、**ショウガオールやジンゲロール**などの辛み成分には、強い抗炎症作用があり、動脈硬化の予防にも役立ちます。

最近、**インドネシア原産のジャワしょうがに含まれるバングレンという成分**に、脳の海馬の神経細胞を増やす作用があることがわかり、注目を集めています。徳島文理大学の研究グループは、バングレンの摂取で軽度認知障害の改善が期待できると報告しています。

脳の毒を出す食材

にんにく

●強いにおいは強力な殺菌成分●

にんにくの独特の強いにおいは、アリシンというイオウ化合物によるものです。**アリシンには強力な殺菌作用があり、体内のカビや病原菌を殺してくれます。**

カビや病原菌が体内にいると、それらが出す毒素や慢性的な炎症で、脳がダメージを受けます。にんにくはそのリスクを下げるのに一役買ってくれます。

また、アリシンには代謝をスムーズにするビタミンB_1を助ける働きもあります。糖の代謝に欠かせないビタミンB_1は体外に排出されやすいのですが、アリシンとビタミンB_1が結びつくと、体内に長くとどまるアリチアミンという物質になって、ビタミンB_1の吸収率を高めます。

アルツハイマー病の患者さんは、ビタミンB_1が不足しているケースが多く、**ビタミンB_1を摂取すると症状が改善したという報告**もあります。

脳の毒を出す飲み物

緑茶・コーヒー

●健康長寿には緑茶とコーヒー●

緑茶には**ホモシステインを抑制する作用**があります。酸化したホモシステインはアミロイドβの毒性を増加するので、**緑茶の強力な抗酸化作用は認知症予防に役立ちます。**

東北大学医学部の研究では、70歳以上の高齢者約1000人を対象とした研究で、**緑茶を1日2杯以上飲んでいるグループは、認知機能の低下が少なかった**そうです。

また、緑茶に含まれているカテキンには、細胞のがん化を抑える、動脈硬化を予防するなど、さまざまな効果が確認されています。

コーヒーもまた、細胞のがん化を抑制、血糖値の上昇をゆるやかにする、認知機能の低下を予防するといった報告があります。

欧州で約700人を10年間追跡調査したところ、**コーヒーを1日に3杯飲む人は、認知機能の低下がもっとも少なかった**そうです。4杯以上では逆効果という報告もあるので、飲み過ぎないようにしましょう。

毒を入れないために

グルテン&添加物フリー

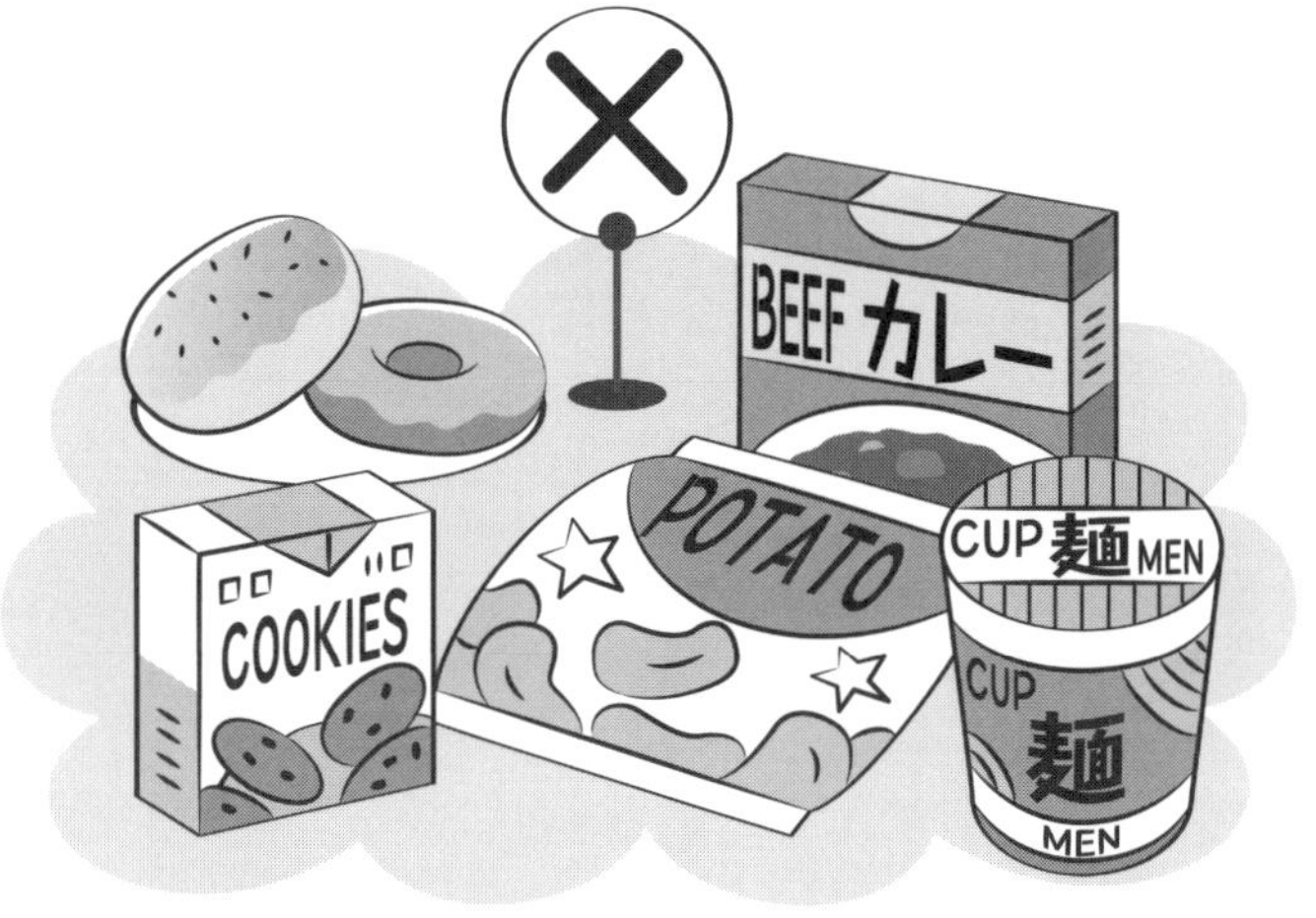

●腸の炎症を招くグルテン●

グルテンとは、小麦に含まれるタンパク質です。グルテンは欧米人に多い、セリアック病、グルテン過敏症などを引き起こすため、欧米では「グルテンは有害」という認識が広がりつつあります。アメリカでは人口の約5%がグルテンに敏感という報告がありますが、日本人はもっと少ないとされています。

ただ、私は日本人にも多いだろうと感じています。それは、私の**クリニックで抗体検査**

を受けた患者さんの、約半数がグルテンに対する抗体を持っているからです。

グルテンの抗体を持っていると、体はグルテンを「これは毒だ！攻撃対象だ！」と認識して攻撃します。グルテンの抗体を持っている人にとって、**グルテンを含む食品はすべて毒**になります。

グルテンの抗体を持っている人が小麦を食べると、全身で炎症が起きます。特に影響を受けるのが大腸の粘膜です。炎症がひどくなると食べ物の消化・吸収がうまくできなくなって、さまざまな不調におそわれてしまいます。認知機能にも影響を与えるでしょう。

さらに、グルテンが体内で分解されると、麻薬のような働きを持つ物質に変化します。中毒性がありますから、大好きで食べるのをやめられない、という人も少なくないでしょう。これもグルテンの困った点です。

こうしたグルテンの弊害を知った10年以上前から、私はパンを食べていません。食べたいなと思うことはありますが、知識が邪魔をして食べられないのです。

館林の介護付き有料老人ホームでも、グルテンフリーを宣言し、徹底してグルテンを排除しています（21〜23ページ）。

中毒から抜け出すのはつらいかもしれませんが、1〜2週間程度食べるのをやめてみてください。中毒から抜け出せば、以前ほど食べたいという欲求におそわれなくなります。

グルテンを食べ続ける限り、体内の炎症は悪化します。**「体に毒だ」ということを肝に銘じて、思い切ってグルテン断ちすることが、認知症予防**になります。

●超加工食品はできるだけ避ける●

「超加工食品」とは、長期間保存できるよう、複数の食品添加物を加えて高度に加工した食品の総称です。欧米ではこれらが与える健康への悪影響が指摘されていて、2019年の2月にはアメリカの医学雑誌『JAMA Internal Medicine』に、フランスの研究班が47000人を対象に17年間かけて調査した、超加工食品の消費と死亡リスクとの関連性を示す論文が発表されました。

私は食品を購入するときには、自分の口に入るものの素性をチェックするため、必ずパッケージの原材料をチェックしています。

すると、コンビニエンスストアで食品を購入することは、ほとんどなくなりました。体への悪影響が疑われる、食品添加物が多数使われていたからです。

認知機能が低下し始める50代以降は、こうした食品添加物はできるだけ避けたほうがいいと私は考えます。

安心で安全な食生活を手に入れたいのであれば、手作りがベストです。

COLUMN

カビや農薬も要注意
有害なものは体に入れない

脳にダメージを与える毒は、食べ物以外にも日常生活に潜んでいます。代表的なものをいくつか紹介しましょう。真っ先に挙げたいのが、グリホサートという成分の除草剤です。認知症や自閉症を誘発する危険性、発がん性などが指摘されています。

スキンケア用品などの化粧品も、皮膚から吸収されるので注意が必要です。酸化チタンや酸化亜鉛は脳にダメージを与えるので、これらが入った日焼け止めクリームはおすすめできません。シャンプーやコンディショナーは界面活性剤が入っていないものを選びましょう。界面活性剤は皮膚のバリア機能にダメージを与えるため、長期間使っていると、毒が体内に侵入しやすくなります。

もうひとつ注意したい有害物質がカビです。特に黒カビはアレルギーの悪化やぜんそくの発作を引き起こしますし、脳にもダメージを与えます。家のなかにカビが発生していないかチェックして、まめに掃除をしましょう。

食べ方のポイント

血糖値を上げない

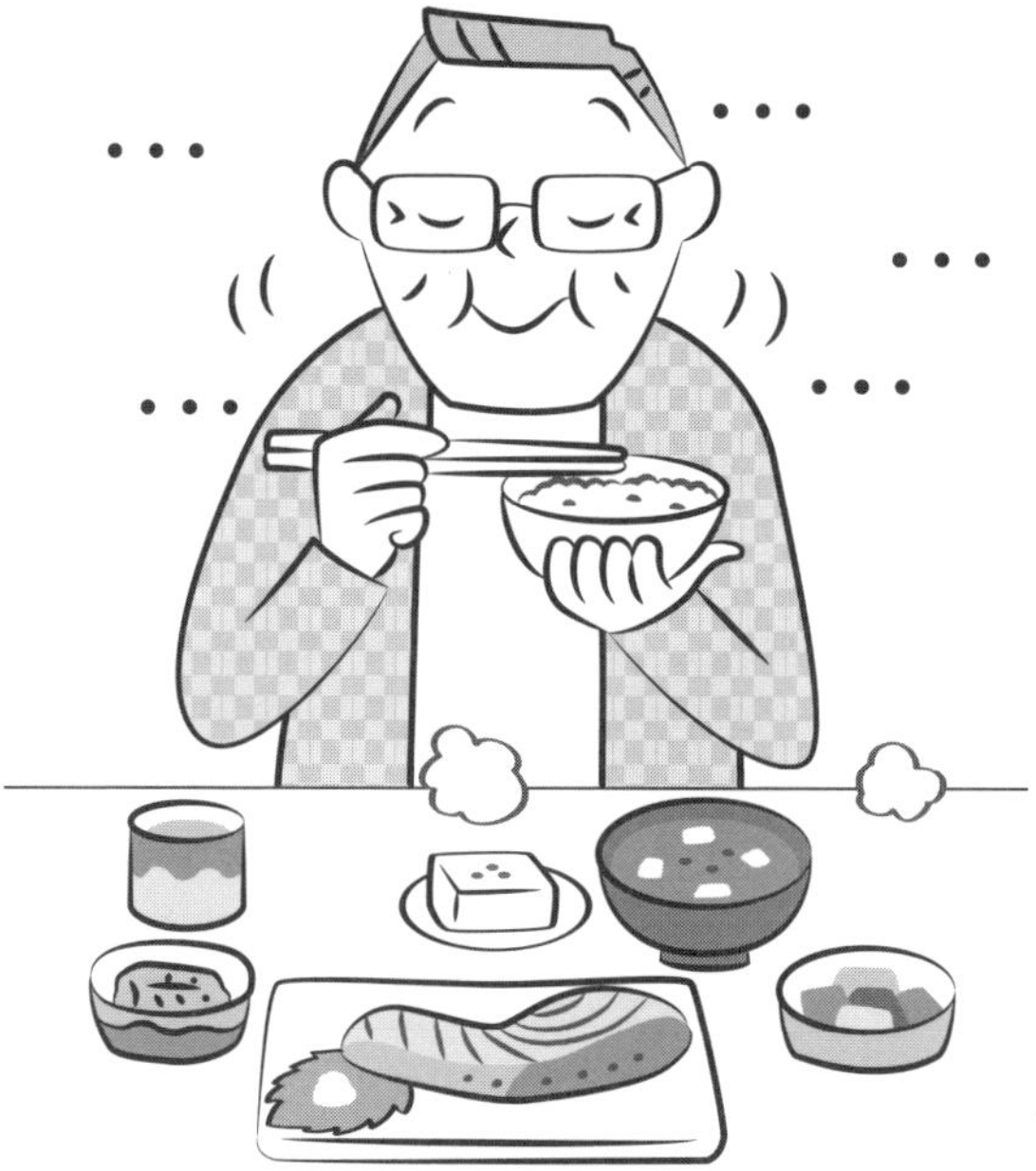

●血糖値を上げない食べ方を●

第4章（130ページ）で詳しく説明しますが**アルツハイマー病は「脳の糖尿病」と呼ばれ、食後高血糖がリスク**になります（食後2時間経っても血糖値が140mg／dL以上ある場合は、食後高血糖と判断される）。**食後高血糖が続くと、動脈硬化が進行しやすく、またアミロイドβがたまりやすく、認知機能の低下を招くことになります。**血糖値を急上昇させない食べ方を心がけましょう。

●よく噛んでゆっくり食べる●

誰でもすぐにできるのが、**よく噛んでゆっくり食べること**です。これだけで血糖値の上昇がゆるやかになります。

これは高齢者にとっては誤嚥予防になりますし、噛むことがいい筋トレになるので、血糖値を抑える以外にもメリットがあります。

私は日頃から**「噛むことは脳のジョギング」**と話しています。**よく噛むと運動をしたときのように記憶を司る海馬の血流がよくなり、記憶力が高まる**という報告があります。

40代、50代など若い年代では、**よく噛んで食べることは、食べ過ぎ予防に有効**です。

働き盛りの年代は、食べ過ぎによる弊害で動脈硬化やアミロイドβの沈着が進みます。

よく噛んでゆっくり食べると、食べている間に血糖値が上昇するので、脳からの「おなかいっぱい」というサインを受け取りやすく、必要以上に食べることがありません。

早食いだと、このサインが届く前に食べ終わってしまうので、食べ過ぎてしまう傾向があります。**「よく噛んでゆっくり食べる」は健康長寿の鉄則**です。

●野菜から先に食べる●

より血糖値を上げないためには、食べる順番に気を配りましょう。

最初に野菜やメインのおかずを食べて（10

分ほどかけてよく噛んでゆっくり食べる）、最後にごはんを食べると、それだけで血糖値の上昇がゆるやかになります。

　野菜の食物繊維が腸での糖質の吸収をゆるやかにするため、血糖値の上昇が抑制されると考えられています。

　逆に言えば、丼ものやラーメン、うどん、パスタ、そば、お好み焼き、ハンバーガー＆ポテトなどの一品メニューは、血糖値を急上昇させるハイリスクな食べ物です。健康のことを考えたら、避けたほうが安心です。

●空腹の時間をつくろう●

　私は、朝はスムージーやココナッツオイル入りコーヒー（136ページ）など、ドリンクですませています。

　夜しっかり食べているので、朝はこれくらいで十分です。空腹感を覚えることはなく、集中して仕事ができます。

　実は、**人は空腹の時間を設けたほうが健康**的なことがわかっています。

　リコード法でも毎日12時間以上の絶食（食べない時間）をするよう指導していますし、食事をする時間を8時間以内にする「16時間ファスティング（断食）」をすすめる専門家もいます。どちらにせよ、朝食をドリンクにすれば12～16時間以上の断食になります。

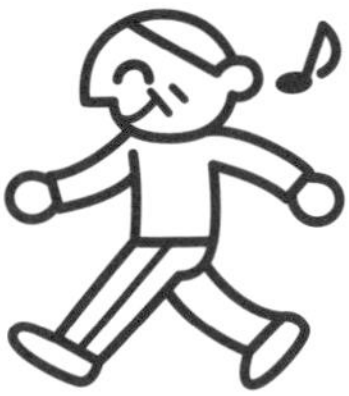

第3章

脳を活性化する趣味。楽しみながら続けることが大事

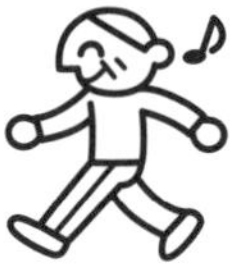

好奇心が脳を活性化する いくつになってもチャレンジしよう

加齢とともに脳も体も自由がきかなくなり、つまらない人生になる。そんなふうに思っていませんか。確かに、ある程度の年齢になると、記憶力が低下したり、若い頃のように体が動かなくなったりします。

それでも、**いくつになっても人生を楽しみ、１００歳を超えても元気に過ごす、スーパーお年寄り、百寿者（※1）もいます。**

例えば、92歳になった三浦雄一郎さんは、世界最高峰のヒマラヤを3度登頂した（※2）世界的にも有名な冒険家です。

そして、三浦雄一郎さんの父親である三浦敬三さんは、１００歳を超えても現役のプロスキーヤーとして活躍した百寿者です。88歳でアルプス・オートルートの縦走を完走、99歳ではモンブラン山系で氷河を滑降し、１００歳

※1　100歳を超えて生きている人のこと。英語ではセンテナリアン「センチュリー（1世紀）を生きた人」と呼ぶ。

※2　80歳と史上最高齢でのエベレスト登頂に成功。70歳、75歳に次いで、人生で3度目のエベレスト登頂。

のとき、亡くなる1年前にはアメリカのスノーバードで、親・子・孫・ひ孫の四世代がそろって滑走して話題になりました。

女性にも長生きのお手本がいます。101歳で亡くなったアメリカの修道女、シスター・メアリーは、死後の病理解剖では、アルツハイマー病の特徴である「脳の萎縮と老人斑（※3）」がかなり進んでいましたが、亡くなる直前まで、ボケる兆しは一切なく、認知症テストの結果も「正常」でした。新聞を毎日読んでいたそうです。

日本の女性にもあっぱれな百寿者がいます。101歳で亡くなった、詩人の柴田トヨさんは、90代になってから新聞に詩を投稿し始め、98歳で上梓した初めての詩集『くじけないで』（飛鳥新社）が、大ベストセラーとなりました。柴田さんの口ぐせは「人生、いつだってこれから。だれにも朝はかならずやってくる」。いくつになっても過去ではなく、先を見ていました。

こうした**百寿者に共通するのは、いくつになっても夢や目標を追いかけ、「人生これから」とチャレンジする気持ちを持っていることです。**

※3　アミロイドβが異常に集まってたまった、脳のシミのようなもの。アルツハイマー病の要因とされる。

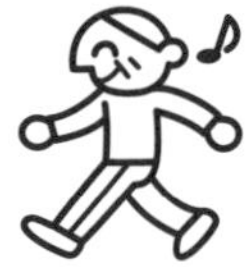

楽しむことが何より大事 ドキドキワクワクを忘れずに

先ほどの百寿者に共通する、もうひとつの大切なことが、どの人も、**好きなことを楽しみ、人生を謳歌していること**です。

三浦さんはスキー、メアリーさんは新聞を読むこと、柴田さんは詩作と、分野は違いますがそれぞれ趣味を持っています。

なぜ趣味を持つことがいいのかといえば、**知的好奇心（※1）を刺激して、脳を活性化する**からです。研究者のなかには、脳をもっとも活性化するのは、趣味を楽しむことだという人もいるのです。

趣味とは、個人が楽しんでできることです。楽しいことはもっとやりたくなりますし、それについてもっと知りたくなります。趣味を楽しむと、知的好奇心が大いに刺激されます。

※1　物事に興味を持ち、さらに知りたい、情報を得たいと思う気持ちのこと。

アメリカで行われた調査では、「あれを知りたい」「これはどうすればいいんだろう」など、**好奇心を持って物事に取り組むと、ドーパミンが分泌されて記憶力が高まる**という結果が報告されています。

楽しいことをしていると、ドキドキワクワクして脳が刺激されます。もし、これまで楽しいと思っていたことが楽しめなくなったり、それをすることが億劫《おっくう》になったりしたときは、脳が老化し始めているサインです。

そのまま放っておくと、脳の老化はどんどん加速します。なぜ楽しめなくなっているのか、その理由を考えてみましょう。

体の疲れがたまっているのであれば、睡眠や入浴などで休養しましょう。心が疲れているのであれば、それこそ自分の好きな趣味を楽しみましょう。

好奇心を復活させるには、自分の好きなことや興味のあることにチャレンジするのがおすすめ。昔やってみたかったことでもいいですし、いま興味のあることでもなんでもかまいません。大事なのは「やってみたい」「楽しそうだ」と思える趣味を見つけることです。

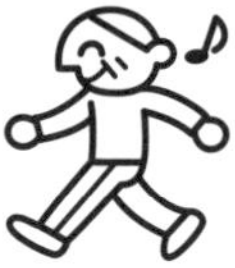

せっかくなら脳を活性化する趣味をいくつになってもチャレンジできる

趣味のなかには、楽しいだけでなく、認知症予防に役立つ要素が入っているものがあります。せっかくですから、それらを楽しみましょう。

例えば、運動は脳を刺激する確実な効果が確認されています。体を動かすことが好きな人にとって、**運動は何より脳の活性化に役立つ趣味**です。

とにかく疲れているから眠りたい、そんなときには、ぐっすり眠ることも大事です。**睡眠もまた、脳を若々しく保つためには欠かせない要素**です。趣味を楽しむためには、体の疲れをとっておくことが大事。その意味でも、睡眠は重要です。

そのほかにも、指先を動かす、ものを創造する、想像力を養う、楽しむために頭を使う、外に出かけて体を動かす、趣味の仲間と会って会話を楽しむなど、どれも脳を刺激して、認知症予防に役立つ要素ばかりです。

１０６ページから、**脳の活性化に役立つ趣味を紹介します。**興味があるものや、楽しそうだと思うものがあれば、ぜひやってみてください。

もちろん、ここで紹介していないものでもかまいません。**大事なのは「楽しんでやれること」**です。すでに趣味がある人は、それを楽しみましょう。

趣味なんてない、という人は、新しいことを始めるのを億劫に感じるかもしれません。そんなときは、昔やってみたいと思っていたことに挑戦してみてはいかがでしょうか。

陶芸や裁縫、料理、園芸など、創作することや、植物を育てることなど、五感を刺激する趣味はたくさんあります。

柴田さんが90歳を超えてから詩作を始めたように、いくつになっても新しいことを始められますし、楽しむことができます。むしろ、初めて体験することは、すべてがドキドキワクワクにつながり、脳を最大限に活性化してくれることでしょう。

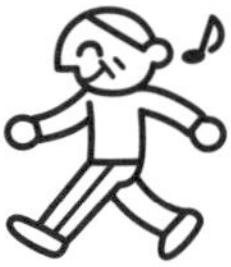

ストレスは脳の老化を加速する イヤなことはやらなくていい

いくら脳にいいからといっても、**自分が楽しめないこと、イヤだなと感じることはやらないほうが脳にとって健康的**です。

実は、**ストレスは脳に大きなダメージを与え、認知症のリスクを高める**という研究報告があるのです。

アメリカのジョンズ・ホプキンス大学の研究によると、血液中のコルチゾール（※1）の濃度が高い人は、コルチゾールの数値が正常な人に比べて、記憶力や思考力のテストで低いスコアになっていました。

しかも、血液中のコルチゾールの濃度が高い人は、脳が萎縮していることも明らかになったのです。この傾向は女性に顕著だったとのことです。

この調査では、どの程度のストレスがどのくらい続いたものかを確認する

※1　ストレスを感じたときに分泌されるホルモン。ストレスが大きいと数値が高くなる。

ことはできていません。ただ、**コルチゾールの数値が高い人、強いストレスを受けている人ほど脳のダメージが大きく、認知機能が低下しやすい**ことを示す研究結果だと言えるでしょう。

脳を守るためには、自分がイヤだなと思うことは、できるだけ避けてストレスをため込まないことが大切です。

これは趣味だけの話ではありません。ストレスの原因は、人間関係が多くを占めています。**ある程度の年齢になったら、会ったときに「イヤだな」と思う人とは、無理におつき合いを続ける必要はありません。**

食べ物もそうです。いくら健康にいいものでも、嫌いなものを無理して食べていては、そのストレスが脳にダメージを与えます。それに、嫌いなものを食べ続けることはできないでしょう。

なんにでも言えることですが、趣味も食事も習慣にすることが大事です。そのためには毎日続けられること、自分が楽しんでやれることを選ぶのが脳にとってはいいのです。

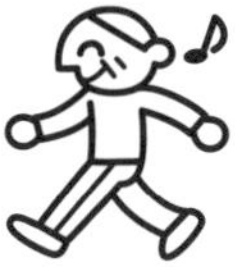

体を動かせば脳も活性化 1日20分の運動を週に5日

運動が認知症予防に役立つことは、いくつもの研究結果によって明らかです。特に、**有酸素運動**（※1）**は、記憶を司る海馬の神経細胞を増やし、認知機能の低下を防ぐこと**が確認されています。

ほかにも「**心肺機能を高める、血流がよくなる**（動脈硬化予防、血圧の低下、免疫力アップ）」「**体脂肪の減少**（生活習慣病の予防・改善）」「**筋肉量がアップ、骨が強くなる**（転倒しにくくなる、寝たきり予防）」「**乳がん・大腸がんのリスクが下がる**」「**自律神経が整う**（ストレス解消、うつの予防・改善）」など、健康維持に役立つさまざまな効果があります。

いろいろな運動がありますが、脳の老化予防のためであれば、ハードな筋トレの必要はありませんし、お金をかけてジムに通う必要もありません。**1**

※1　運動の負荷が比較的低く、酸素を取り込みながら、糖や脂肪を燃焼させ、ある程度の時間、継続して行う運動のこと。

日20分程度の有酸素運動を週5日程度、行いましょう。

有酸素運動の代表といえば、歩くことです。**息が上がる強度の散歩（ウォーキング・114ページ）を20～30分行えば、認知症予防にとても効果的**です。運動強度を上げるには、コースに坂道を取り入れるといいでしょう。**忙しくて歩く時間がとれない場合は、家の中で階段を1分間、上り下りするだけでも、ウォーキングと同じような効果が得られます。**その場合、できるだけ速く、転ばないくらいのスピードで、1日3回行います。

有酸素運動以外の**「筋力トレーニング」や「ストレッチ」も大切**です。これらは、加齢とともに落ちる筋肉や、かたくなっていく関節の可動域への対策として効果的です。

筋力トレーニングでおすすめなのが、**下半身を鍛えるスクワット**（116ページ）です。また、ストレッチで関節の可動域が向上すると、痛みなどの改善にもつながります。筋力があり、関節がスムーズに動かせると、転倒しづらい体になり、寝たきり予防にもなります。

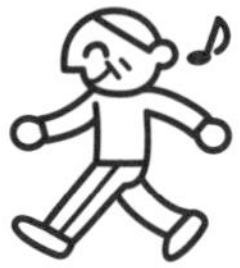

睡眠は脳のデトックスタイム 1日7～8時間の睡眠を

アルツハイマー病の要因とされているアミロイドβは、40代からたまり始めています。その対策として、もっとも簡単なのが「眠ること」です。これまでの研究で、**よく眠れている人ほど、認知症の要因のひとつであるアミロイドβの蓄積が少ない**ことが明らかになっています。

昔から、睡眠中にアミロイドβの排泄が行われていると言われてきたのですが、数年前に、アメリカのボストン大学の研究グループが、脳内のアミロイドβが脳脊髄液（※1）によって洗い流され、排出されている様子をMRI画像に収め、改めて睡眠の大切さが明らかになりました。

睡眠は脳のなかにある、アミロイドβなどの有害物質を排出するための、大事な掃除タイムだったのです。

※1　脳や脊髄（背骨の中にある神経の束）とそれらを包む膜の間に存在する無色透明の液体。脳の中でつくられ、循環して、脳の表面から吸収されて静脈に戻る。

有害物質はアミロイドβだけではありません。たくさんのエネルギーを必要とする脳では、エネルギー代謝の過程でさまざまな老廃物、脳にとっては有害物質が生じています。

睡眠は、日中にたまった有害物質を脳外に排出する大事な時間です。睡眠をしっかりとらないと、老廃物の排泄がスムーズにできず、脳に有害物質がたまって、ダメージを与えてしまうことになります。

認知症予防のためには、1日7〜8時間の睡眠をとったほうがいいといわれています。少なくとも、**1日7時間程度の睡眠を確保**しましょう。

しかし、日本は先進国のなかでも睡眠時間が少ない国として知られています。経済協力開発機構（※2）の2021年の調査によると、日本人の平均睡眠時間は7時間22分で、先進国33か国のなかでもっとも短いという結果でした。厚生労働省が行っている「令和元年国民健康・栄養調査（※3）」によると、40〜49歳の平均睡眠時間は、「5時間以上6時間未満」がもっとも多く、36・5%を占めていたのです。意識して睡眠を確保することが大切です。

※2　ヨーロッパ諸国を中心に日・米を含め38か国の先進国が加盟する国際機関。略称はOECD。

※3　日本国民の身体、栄養摂取、生活環境の状況を明らかにして、国民の健康の増進を図るための資料を得るための調査。毎年実施されている。

絵を描く・塗り絵

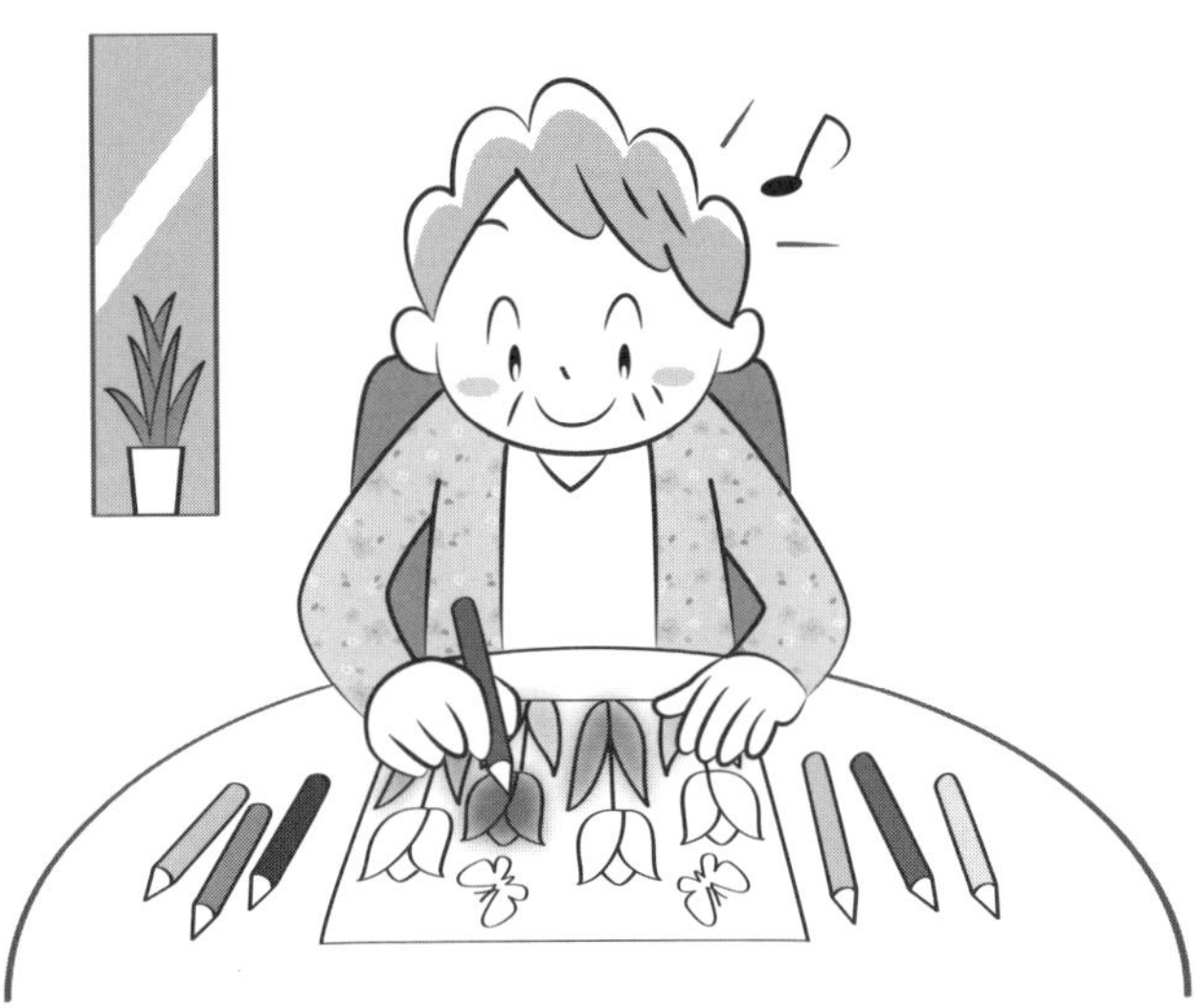

●創作活動は脳を刺激する●

認知症の治療のひとつに、アートセラピーというものがあります。絵画や音楽、陶芸、詩歌、演劇、ダンスなど、さまざまな芸術活動をリハビリテーションに用いる療法です。

完成した作品の良し悪しではなく、完成するまでのプロセスを楽しむことを重視しています。また、創作活動は脳を刺激するため、認知機能の低下防止にも役立ちます。

芸術のなかで私が特にすすめているのが、

絵画です。私の父、白澤實《しらさわみのる》は絵を描くことが趣味で、85歳で亡くなるまで750点以上の作品を残しています。国内や海外で賞をとったこともあり、「和製セザンヌ」とも称されました。その絵は、現在、お茶の水のクリニックや館林の介護付き有料老人ホームに飾ってありますし、施設に併設している白澤美術館でも保管しています。

毎日、父の絵を鑑賞しているうちに、絵には魂がこもっている、その魂が絵を見ている人に伝わり、癒やしと若さを与えてくれる、そう感じるようになったのです。自分で描かなくても、絵を見ることが認知症予防になる、私はそう考えています。

●塗り絵でもOK●

絵を描くのは難しい、絵画鑑賞もちょっと、という人には、塗り絵がおすすめです。

過去に脳トレ塗り絵の本を何冊かつくり、その際に、塗り絵をしているときの脳の状態を、光トポグラフィという機器を使ってチェックしてみました。すると、**塗り絵をしているときに脳の血流が増えて、脳が活性化していた**のです。

脳トレ塗り絵はブームになり、現在では脳トレ用の塗り絵本が、何冊も販売されています。もちろん、普通の塗り絵もボケ予防に役立ちます。自分の好きな絵柄を選んで、自分好みの色で塗ってみましょう。

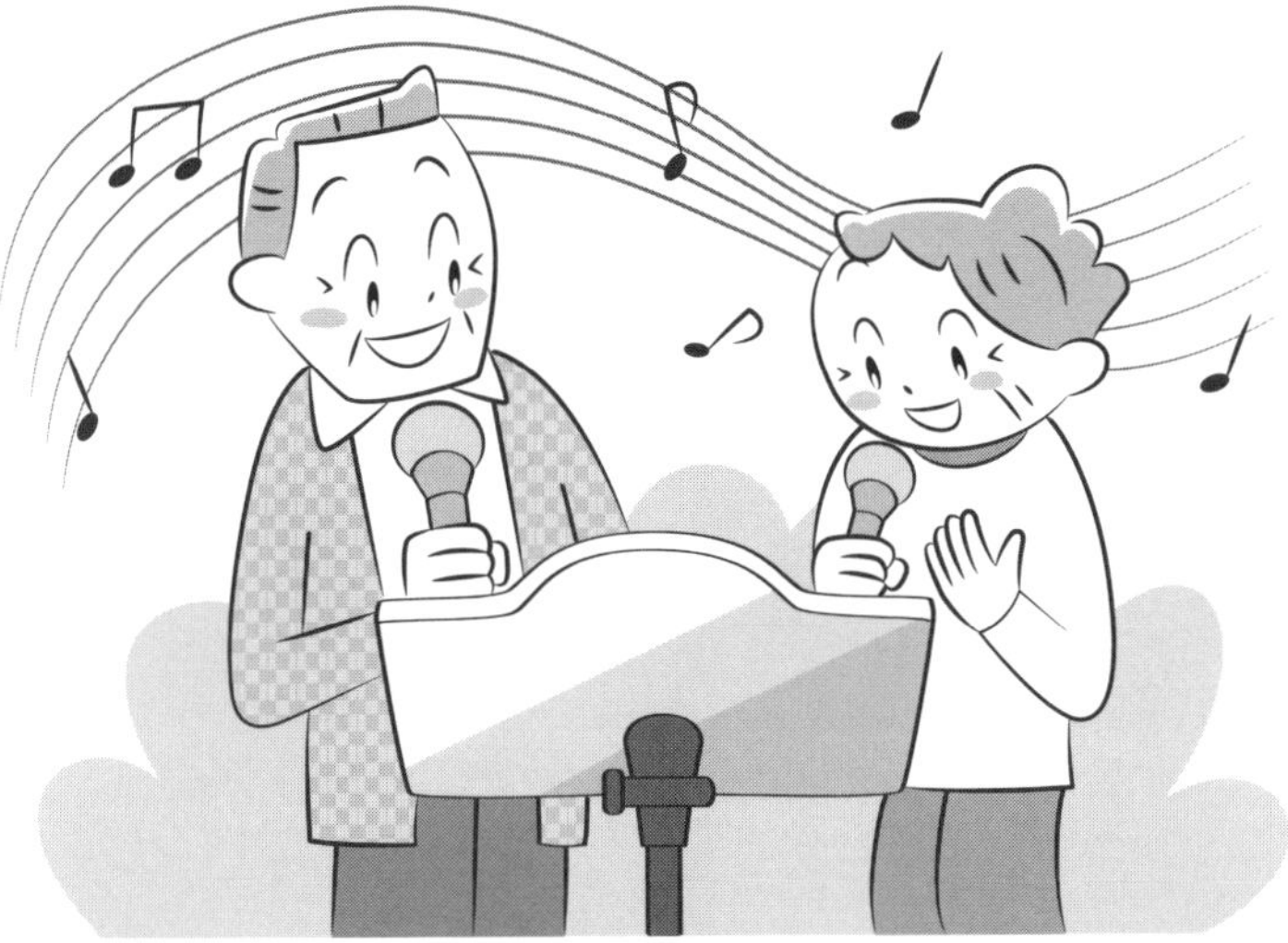

ピアノを弾く・歌を歌う

●ピアノ奏者はボケにくい●

芸術のなかで絵画とともにすすめているのが音楽です。昔から「ピアニストは認知症にならない」といわれていて、**ピアノトレーニングは認知機能低下防止に役立つ**、という研究報告もあります。

ピアノを演奏するときには、楽譜を読み、指先を動かします。右手と左手が別の動きをしますから、これはとても複雑な動きです。しかも、必要があれば足でペダルを踏みますし、まさに全身を使っています。

これだけいろいろなところを使っているのですから、認知症予防になるのも納得です。

とはいえ、ピアノにこだわる必要はありません。**好きな楽器を演奏することは、脳を活性化して認知症予防**に役立つでしょう。

●歌を歌うこともボケ予防に●

楽器の演奏なんてできない、という人は歌を歌ってみましょう。実は、声を出すことは高齢者にとって運動になります。

心肺機能を高めますし、のどの筋肉を使うので誤嚥予防にも役立ちます。何より、好きな歌を大きな声を出して歌うことは、気分がスッキリします。

館林の介護付き有料老人ホームでも、歌を歌う時間を設けています。人気があるのは、誰もが知っている童謡や、入居者さんが若かった頃、70~80年前に流行した懐メロです。

最初は声が出ていなくても、徐々に声が出るようになり、表情もイキイキとしてきます。おそらく、歌と一緒に当時のことを思い出しているのでしょう。

歌はひとりでも楽しめます。自宅でこっそり歌うのもいいですし、家族や友人とカラオケに出かければ、外に出かける、会話が生まれる、体を動かす、皆で盛り上がるなど、歌以外のメリットもあります。

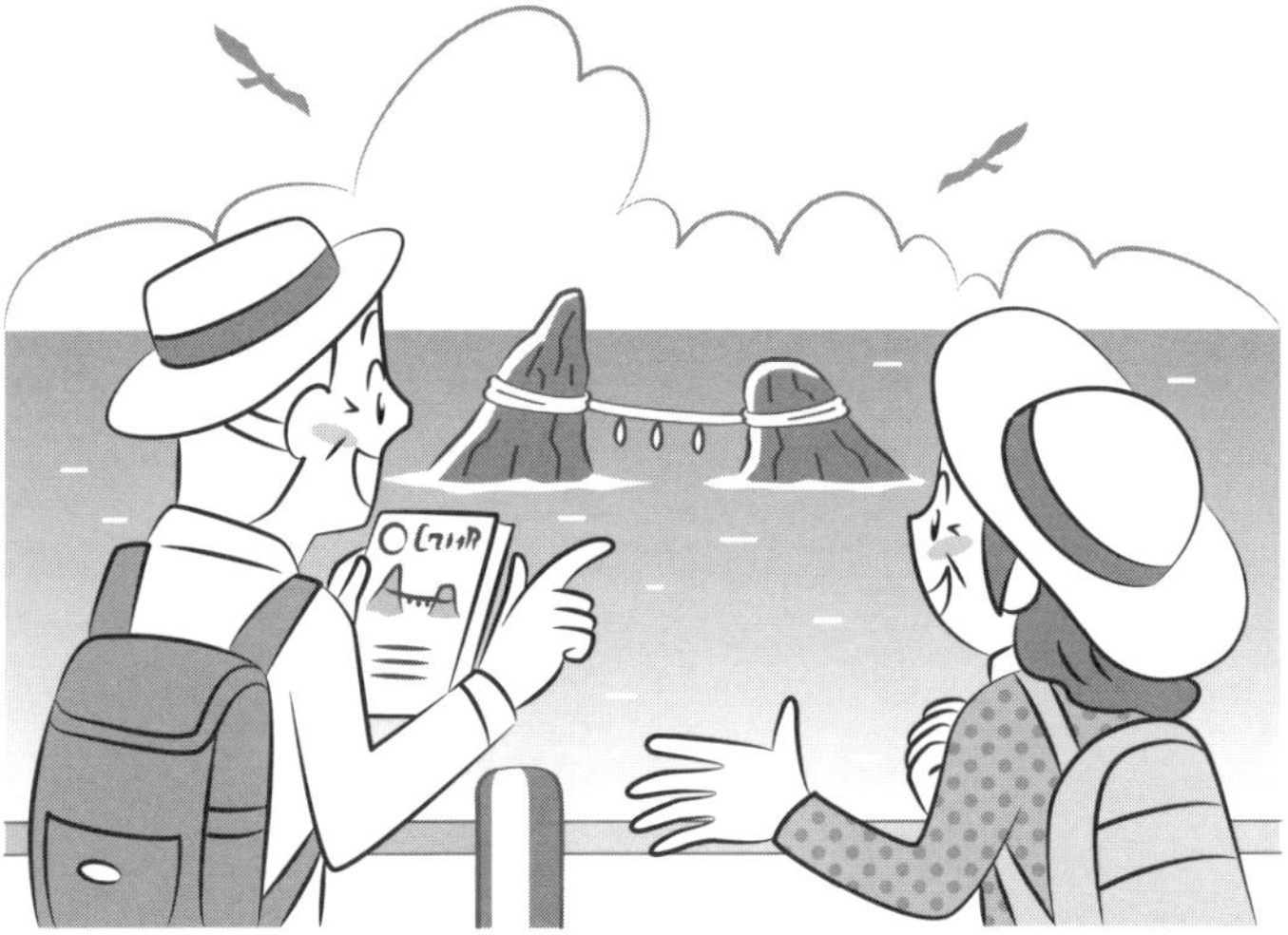

旅に出る

●旅は脳のリフレッシュ●

旅には脳を活性化する要素がたくさんあります。旅行先を決めるところから、ドキドキワクワクが始まりますし、旅先の情報を集めるために本を読んだり、ネットで調べたりすることは大いに脳を刺激してくれます。

ツアーなどを利用しなければ、現地に行くまでの交通手段を考えることや、どこに泊まるか、何を食べるかなど、調べることや決めることはたくさんあります。旅に出る前から日常生活では得られない、新しい刺激をたくさん受けることでしょう。

もしツアーを利用したとしても、知らない土地に出かけて、おいしい料理を食べ、ゆっくり温泉に入るなど、旅に出ることそのものが脳への刺激になります。

旅に出る好奇心と体力があれば、ボケとは無縁の充実した日々を送ることができるでしょう。行ってみたいところ、気になっているところがあれば、積極的に出かけましょう。

●日帰り旅行だってOK●

旅費も気になるし、時間もとれない、何日も留守にするのは不安という場合は、近場で日帰り旅行を楽しみましょう。

日帰り旅行でも、下調べして、出かけて、現地で観光しておいしいものを食べるという過程は同じです。脳は大いに刺激され、いいリフレッシュになります。

また、近場のホテルでも、非日常は体験できます。ピカピカのバスルームでアロマを入れたお風呂を楽しみ、バスローブを羽織り、夜景を眺めながらワインを開けて、高級ベッドで熟睡。翌日はホテル自慢のビュッフェをいただく、そんな旅行もありだと思います。

高齢者の引きこもりは認知症のリスクを高めます。動ける間は、外に出かけて、非日常を楽しみましょう。

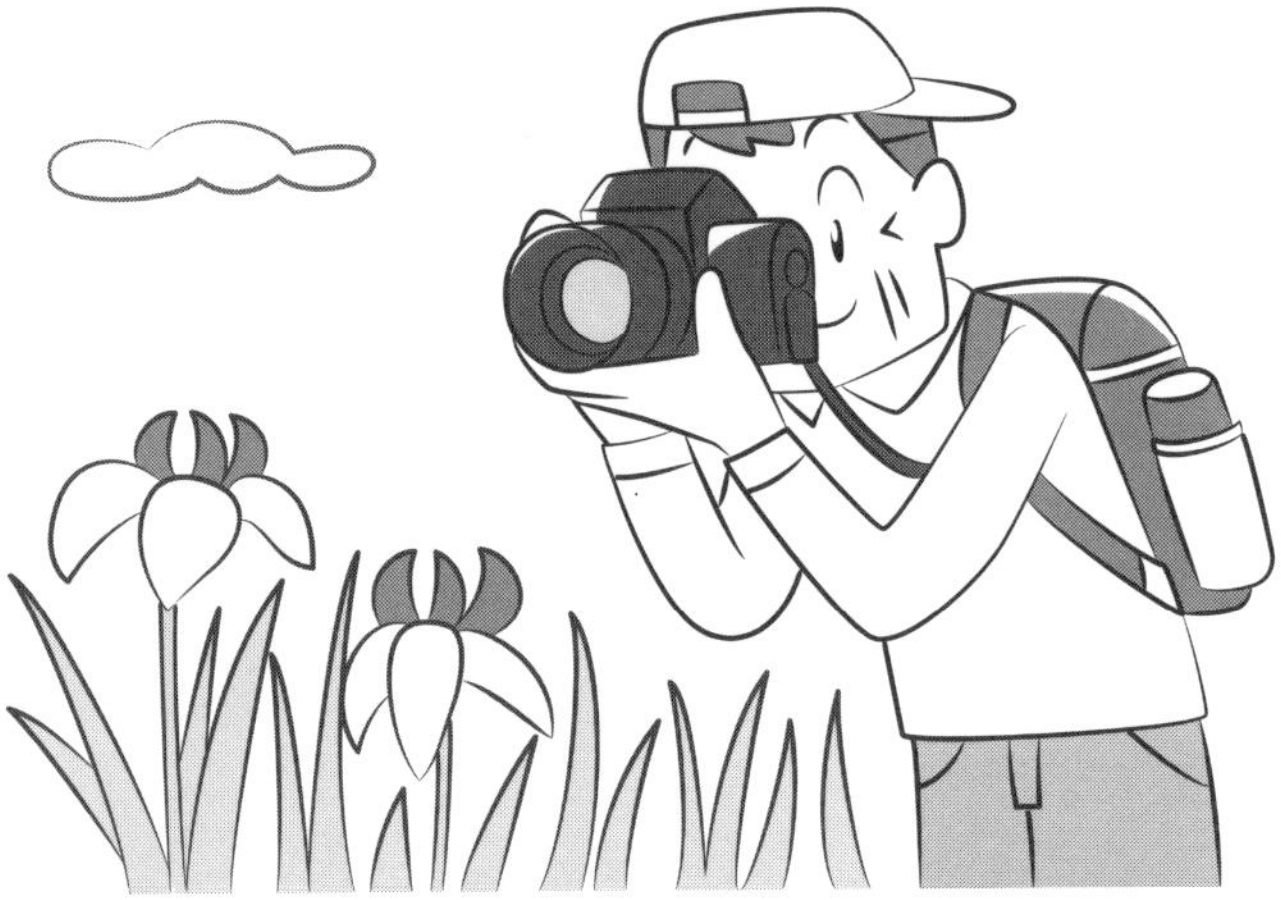

写真撮影

●いくつになっても始められる●

旅に出ると、すてきな風景やおいしそうな料理を、写真に残したくなるものです。せっかくならキレイに撮りたい、と旅行前にいいカメラを購入する人もいますね。

写真撮影も脳を活性化する、おすすめの趣味のひとつです。

最近はスマートフォンで撮影する人も増えましたが、一眼レフなどの本格的なカメラを手にする場合は、それを上手に使いこなすための勉強が必要です。

写真撮影が趣味になれば、旅先だけではなく、近場で被写体を探して歩くようになり、足腰が鍛えられます。

また、もっとうまく撮りたいと思えば、写真教室に通う人もいるでしょう。写真教室に通えば、講師からさまざまなテクニックを教えてもらえますし、ほかの受講生との交流も生まれ、知的好奇心がますます刺激されることになります。

●撮影だけでなくデータ整理も●

写真を撮影したら、撮りっぱなしにせず、あとで見やすいよう、データを整理しましょう。思い出を振り返りながら作業するので、脳が刺激されます。

データを保存しているのは、スマートフォンやパソコンですから、電子機器を使うことも脳の活性化につながります。

また、最近はデジタルデータならではの、編集機能を使って楽しむ人も増えています。写真を撮るだけでなく、いかにうまく編集するかも大事なようです。

ただ、こうしたデジタル加工を苦手とする人も少なくありません。写真教室で教えてもらうのもいいですが、お子さんやお孫さんなどデジタルに詳しい家族に教えてもらうと、会話が弾むという利点があります。

ウォーキング

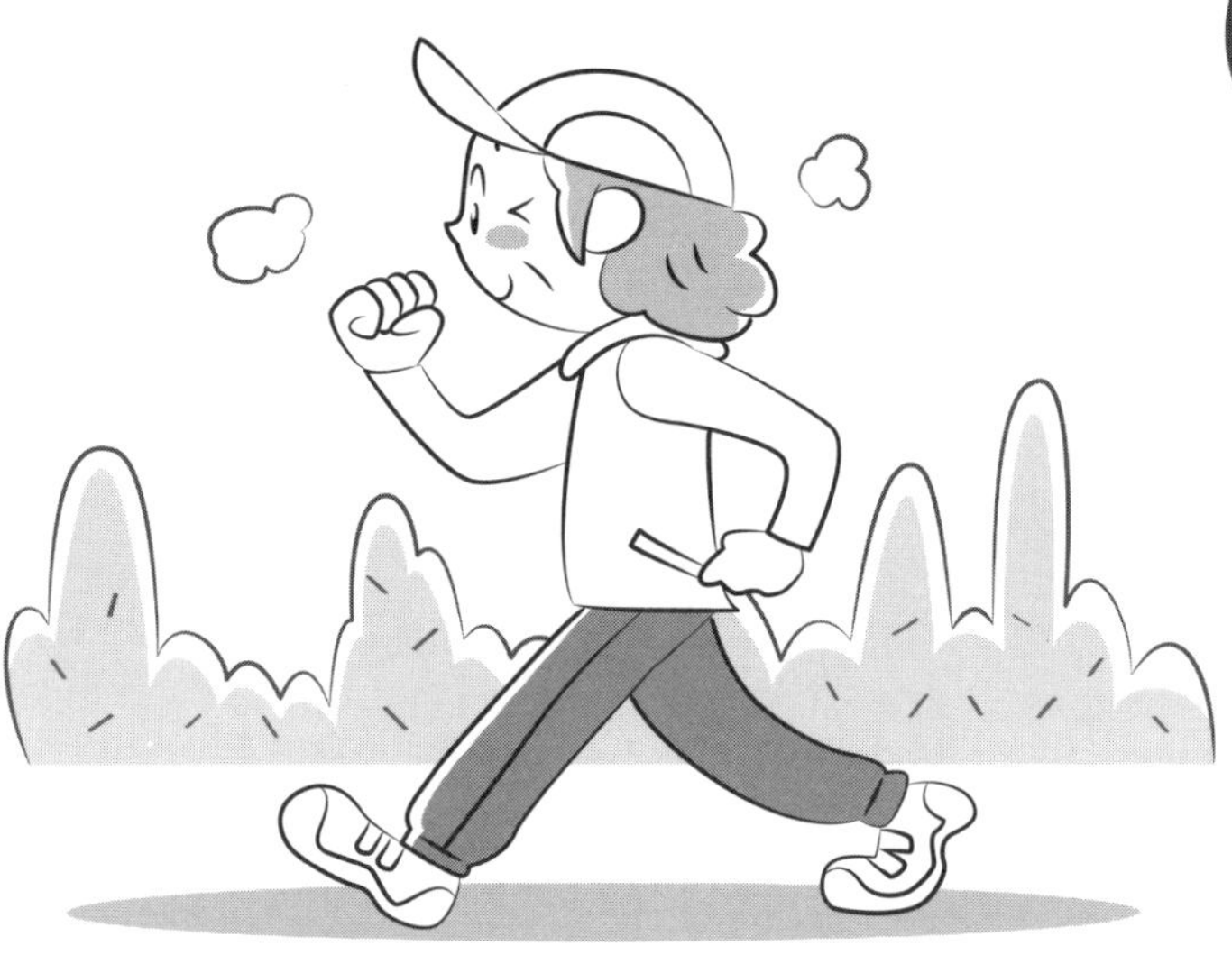

●無理のないペースで続けよう●

102ページにもあるように、認知症予防のためには、1日20分の運動を週に5日行うのが理想です。とはいえ、いきなり完璧にこなそうとするのは無謀です。

体を動かす習慣がまったくない人が、週5日、20分歩くというのは、なかなか難しいのではないでしょうか。

大事なのは継続することです。10分からでもいいので、自分に合った無理のないペースで行い、続けるようにしましょう。

歩くときは、のんびりではなく、**息があがる程度の少し早歩きくらいのスピード**を心がけましょう。坂道などを取り入れると、運動の強度が上がります。

私がおすすめしているのは、散歩コースに神社やお寺を入れることです。寺社仏閣は木々が茂っていて自然豊かですし、階段があるところが多いです。森林浴ができて運動強度も高められて、一石二鳥です。

●ビタミンDが合成される●

散歩で外に出て太陽の光を浴びると、体内のビタミンDの合成が促されます。ビタミンDはカルシウムやリンの吸収を促して、骨や歯を丈夫にしてくれます。また、神経細胞をつなぐシナプスの原料でもあり、認知機能の維持に役立つ重要なビタミンです。免疫力にも関係していて、感染症予防に役立ちます。

脳内のビタミンD濃度が高いと、認知症のリスクが低下するという報告や、**インフルエンザなど感染症の予防に役立つ**という報告もあり、高齢者にはとても重要です。

ビタミンDは食事からも摂取できますが、体内でも合成できます。**夏なら15分程度、冬なら30分程度、日光を浴びること**で1日に必要な量を合成できます。

筋トレ・ストレッチ

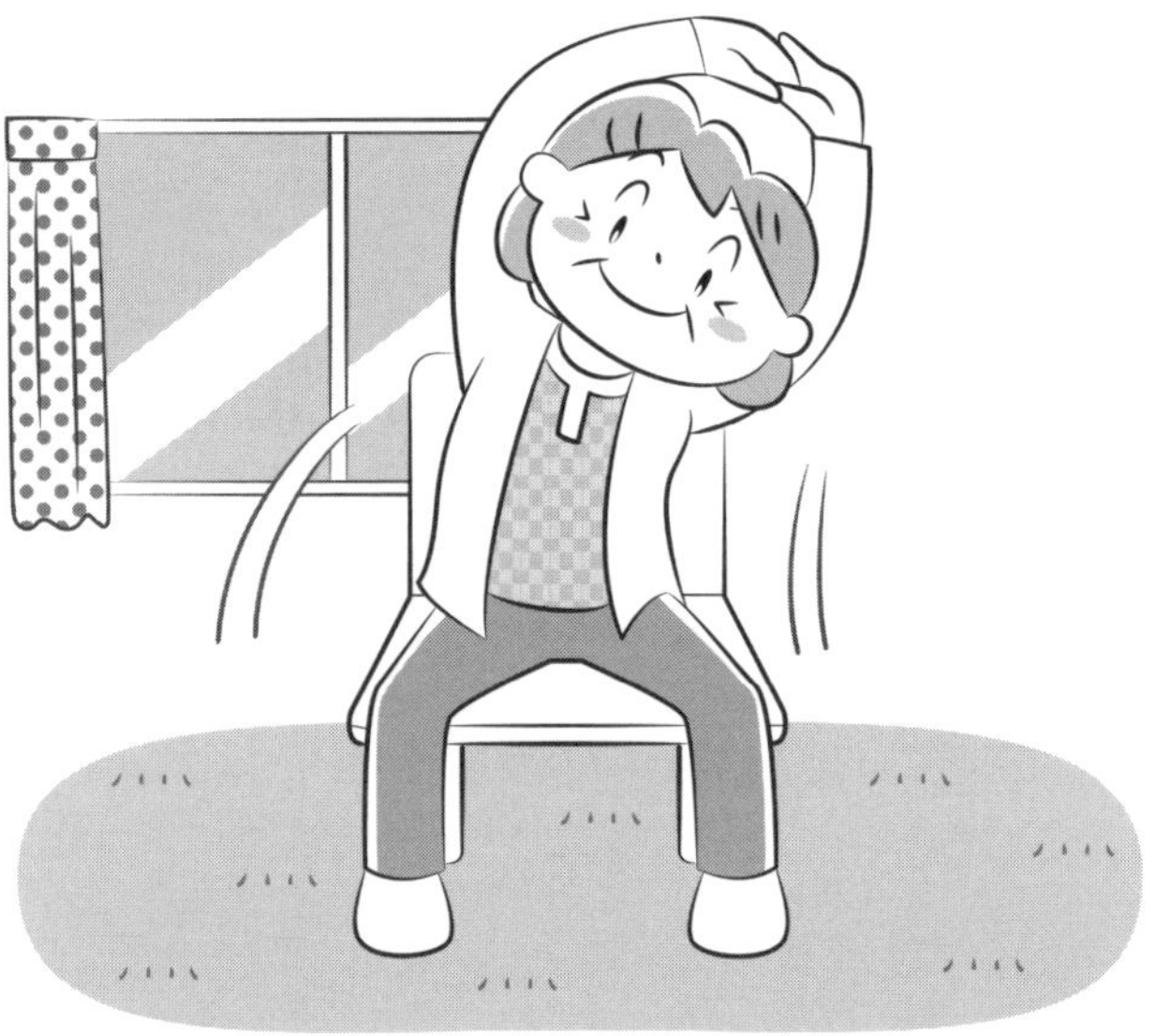

●下半身を鍛えよう●

高齢者が寝たきりになる原因で多いのが、転倒による骨折です。**下半身の筋肉を強くして、転ばない体づくりを心がけましょう。**

何もしていないと、40代以降は筋肉量が減少する一方です。将来のために、筋トレを習慣にしましょう。

効率よく下半身を鍛えるにはスクワットがおすすめです。2～3日に1度、20～30回行うといいでしょう。慣れてきたら回数をどんどん増やしていきます。

スクワットのやり方は簡単です。両足を肩幅より少し開いて立ち、ゆっくりとお尻を下ろしていきます。いすに腰かけるようなイメージで、できるだけ深くお尻を下ろしましょう（倒れないように気をつけて）。

●全身を動かすことも大事●

全身を大きく動かして、ふだん使っていない関節を動かすことも大切です。

ストレッチをしてもいいですし、NHKで放送されている体操もおすすめです。

NHKラジオでは、第1放送で朝6時30分から毎日、第2放送で昼の12時から（月～土）、「ラジオ体操」を放送しています。ラジオ体操は全身を動かすよく考えられた体操です。毎日行えば、筋肉量の低下や関節の可動域の低下などを防ぐことができます。

また、NHKテレビでは、「みんなの体操」など、体操番組を毎日放送しています。テレビで出演者の動きを見ながらできるので、わかりやすいですし、やりやすいです。みんなの体操はいすに座ってもできるので、腰痛やひざの痛みなどを抱えている人でも無理なく行うことができます。どの運動も、続けることが大切です。毎日決まった時間に放送されるラジオ、テレビ体操は、習慣にしやすく、その意味でもおすすめです。

趣味を楽しもう

脳活顔ヨガ

●筋トレでフェイスアップ●

脳活顔ヨガとは、脳の活性化に役立つ手指体操と、顔ヨガを組み合わせたものです。

数年前に、顔ヨガ講師の間々田佳子《ままだよしこ》さんと考案して、『脳活顔ヨガで活性脳&若顔・小顔』（ぴあ）という本も出版しました。

顔のたるみやシワ予防にも効きますし、脳の活性化も期待できて、女性には魅力的な内容です。

脳活顔ヨガのメリットは、**異なる2つの動きを同時に行うことで脳がより活性化する点**と、**顔の筋肉を鍛えることができる点**です。

認知症予防にも効きますし、フェイスラインのたるみ予防にもなりますから、頭のなかも外側も若々しく保つことができます。

口周りの筋肉も鍛えられるので、誤嚥予防にもなります。脳活顔ヨガにはいくつか種類があります。わかりやすくてやりやすいものを、次ページで紹介しているので、興味がある人はやってみましょう。

あっかんべーで腕伸ばし体操

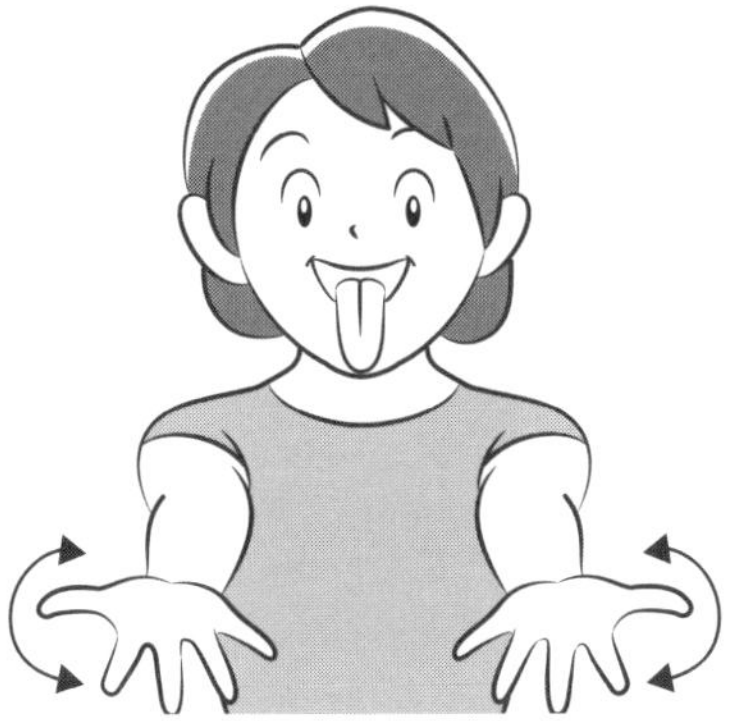

顔ヨガ：舌を出して口から息を吐き切り、舌を戻して鼻から息を吸う。

手指体操：両手を前に伸ばし、外と内にひねる。

●両方の動きを同時に行う。

●背すじを伸ばして行う。

ムンクでダイヤモンド体操

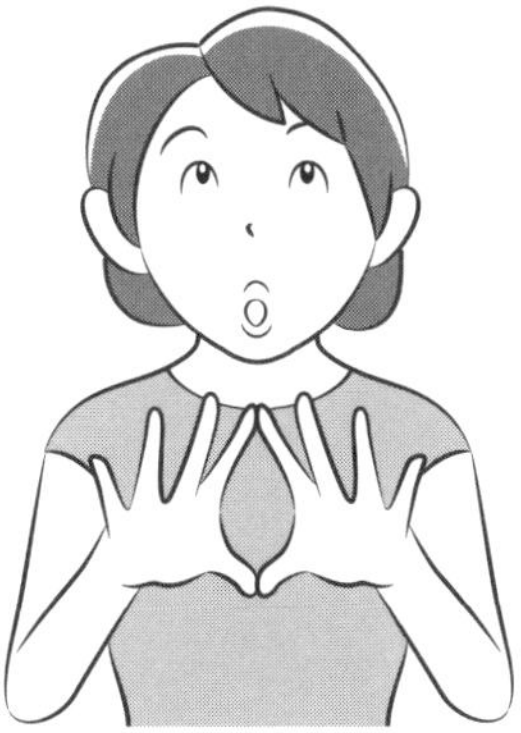

顔ヨガ：口をすぼめてO型に開け、鼻の下を伸ばして、目線は上に向ける。

手指体操：親指と他の指を押し合う。人差し指、中指、薬指、小指の順に行う。

●両方の動きを同時に行う。

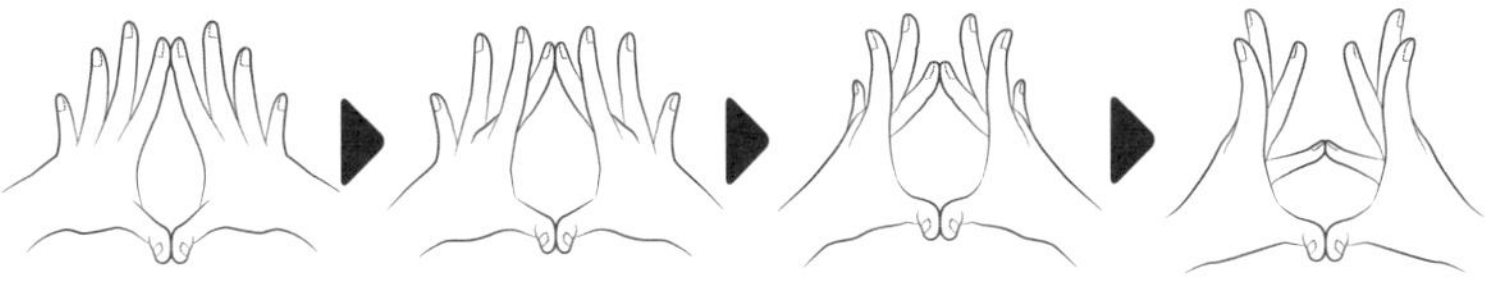

趣味を楽しもう

呼吸法

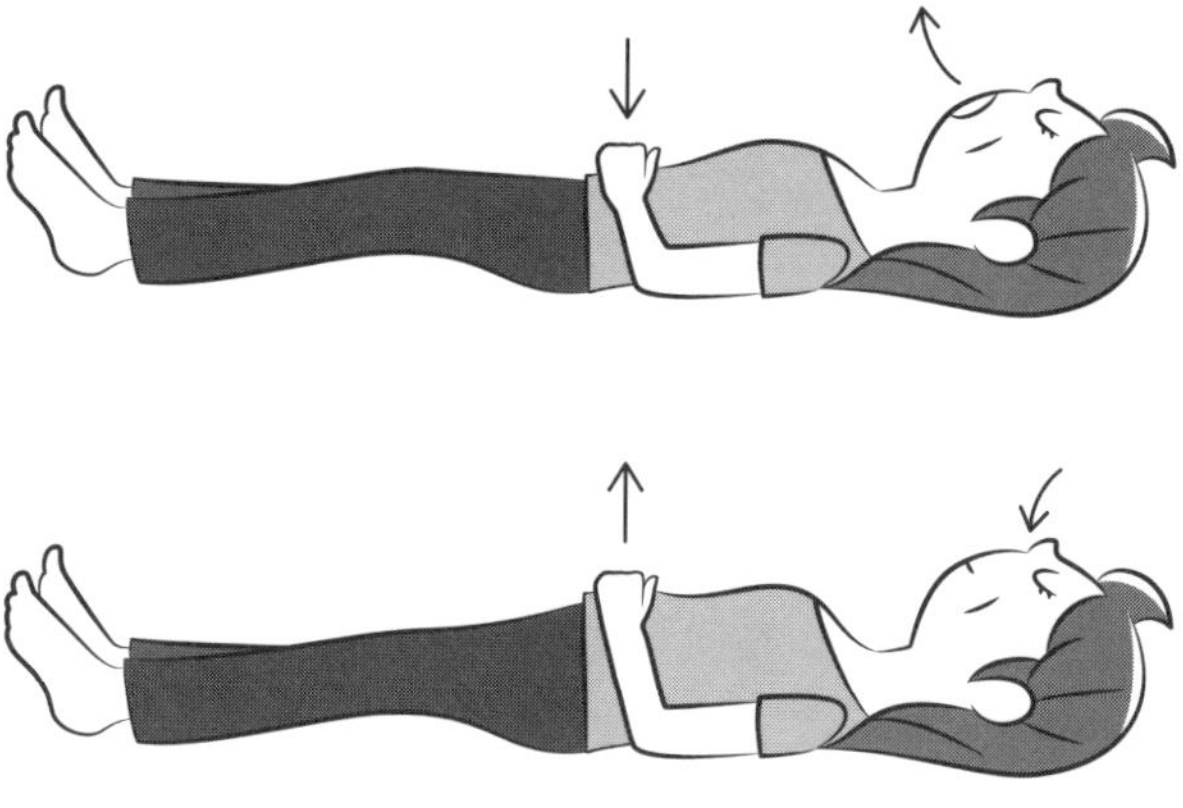

❶仰向けに寝転がり、 全身の力を抜き、 両手をおなかに当てる。
❷口から少しずつ息を吐き出していく。 このときおなかはへこむ。 息を吐き切ったら、ゆっくりと鼻から息を吸う。 おなかが膨らむのを意識する。

●深い呼吸で酸素を取り込む●

趣味とは少し違いますが、**脳の活性化のために習慣にしてほしいのが、深い呼吸**です。呼吸には、体内の代謝に欠かせない酸素を取り込む大切な役割があります。

緊張したり、疲れたり、姿勢が悪かったりすると、呼吸が浅くなります。その結果、酸素が不足して、エネルギーをスムーズにつくることができなくなります。

そうなると、脳はエネルギー不足に陥り、

記憶力や思考力がダウンしてしまいます。

酸素を十分に取り入れるには、腹式呼吸がおすすめです。疲れているときや、集中力が落ちていると感じたときは、腹式呼吸で体内にフレッシュな酸素を取り入れましょう。

腹式呼吸はいすに座った状態でもできるのですが、感覚がつかみにくくなります。最初は、横になっておなかの上に手を当てて行いましょう。慣れてきたら、スムーズにできるようになります。

呼吸するときは、吸うことよりも吐くことに集中しましょう。息を吐き切ることができれば、自然とたくさんの空気を吸い込めるようになります。

年をとると、肺の機能も落ちていって、ガス交換がうまくできなくなり、酸素を十分に取り込めなくなります。腹式呼吸を習慣にすれば、肺の機能低下も防ぐことができるでしょう。

●心身のリフレッシュ●

横隔膜を上げたり下げたりして、大きく動かす腹式呼吸は、精神を安定させるセロトニンの分泌を促してくれます。

ストレス解消にもなりますし、心身のリフレッシュにも役立ちます。

仕事や家事で疲れたときや、寝る前など、毎日行いましょう。

友人との食事

●おしゃべりでストレス発散●

コロナ禍では感染予防のため、外出や会食の自粛が促されました。緊急事態だったので仕方がないことではありましたが、人と会う機会が減ると、認知機能の低下を招きます。コロナ禍によって、認知症が急増しているのではないかと心配しています。

脳がもっとも活性化するのは、人とコミュニケーションをとっているときです。

実際、ひとり暮らしで家族や友人との交流がなく、孤独感のある人は、そうでない人に比べて認知症の発症率が2・4倍も高いという研究報告があります。

何よりも、親しい友人と会って話すことは楽しく、ストレス発散になります。おいしい食事もあれば、最高の時間を過ごせるでしょう。遠方に住んでいて、直接会うのが難しい場合は、電話やテレビ電話でもかまいません。こまめにかけて、コミュニケーションをとるようにしましょう。

趣味を楽しもう

推し活

●推しを応援するときめき●

最近、「推し活」なるものがはやっているそうです。推し活とは、お気に入りのアイドルやキャラクターなど「推し」をめでたり、応援したりすることだそうです。ひと昔前のアイドルの追っかけのようなものですね。

実は、こうした活動も脳を活性化して、心身の若返りに役立ちます。

好きな芸能人やアーティスト、キャラクターを見たり、応援したりしているときには心がときめいて、女性ホルモン（エストロゲン）が分泌されています。

エストロゲンが出ていると、気分が明るくなり、肌がうるおい、髪はツヤツヤで、血管が若々しく保たれ、記憶力も高まります。

推し活に夢中になっていれば、いつまでも若々しくボケることもないでしょう。

ときめくものであればなんでもいいので、夢中になれるものを見つけましょう。それが老化予防の一番の近道です。

趣味を楽しもう

囲碁・将棋

●頭脳戦を楽しむ遊び●

日本の伝統的な遊びであり、戦国武将も教養として楽しんでいた**囲碁や将棋も、脳の老化予防におすすめ**です。

教養とされていただけあり、どちらも頭を使います。自分だけでなく相手の数手先まで読み、次の一手を戦略的に考えながら、対戦を進めていくのですから、脳をフル回転させるのは間違いありません。

どちらもルールがあるので、まずはそれを覚える必要があります。まったくの初心者であれば、囲碁も将棋も初心者向けの教室があるので、それらの入門クラスに入ってみましょう。初心者でも始められるゲームのアプリもあるので、それらを活用してもいいでしょう。

ゲームでひとり楽しむのも気楽ですが、教室に参加すれば、自分の実力に合った対戦相手が見つけやすいですし、教えてもらいながら楽しく対戦することもできます。コミュニケーションが生まれるのもメリットです。

趣味を楽しもう

料理

●脳の総合エクササイズ●

料理は最高の脳トレ。私はそう考えます。料理はとても知的な作業ですし、栄養バランスのとれた手作りの料理を食べることは、何よりの認知症予防になります。いくつになっても元気で過ごすために、料理を楽しんで趣味にしましょう。

　料理にはいくつもの脳トレ要素があります。まず買い物では、数日分のメニューを考えながら食材を購入します。目的のものが品切れだったら予定変更もあります。食材が新鮮なのか、産地はどこか、値段はどうか、傷んでないかなどチェックしながら買い物をします。

　家に帰ったら調理スタートです。材料を洗ったり切ったりして準備し、加熱するときは火加減に注意し、味つけも考えながら、いくつかの作業を同時進行で進めます。できあがった料理をどの器に盛りつけるのかを考えるのも、頭の使いどころでしょう。料理をするときは、脳をフル回転させています。

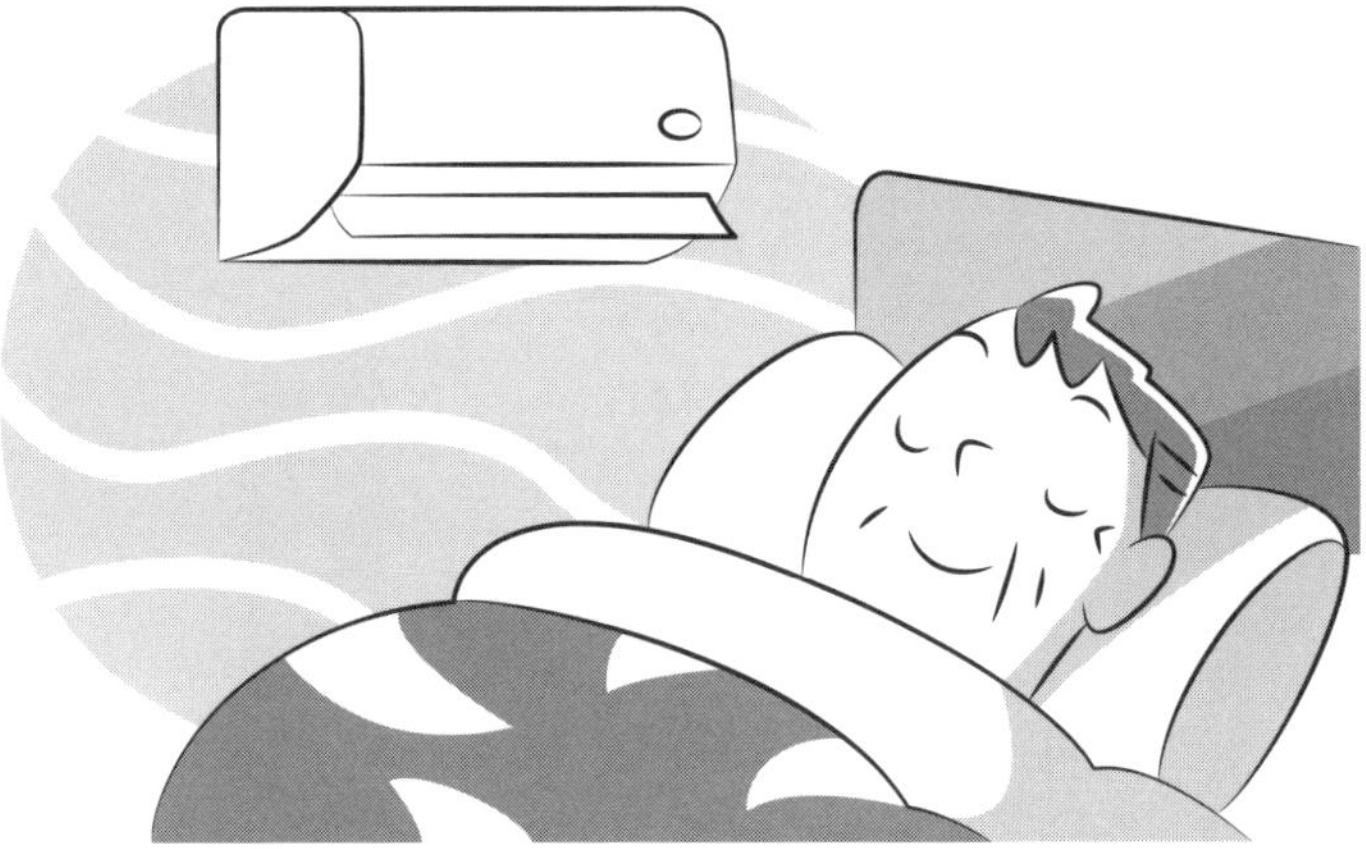

休息しよう

睡眠

●朝起きたときの体感で判断●

働き盛りの年代は、仕事や家事を優先して睡眠時間を削りがちです。しかし、アルツハイマー病の要因とされるアミロイドβはその年代から蓄積していっています。

しかも、睡眠不足だとアミロイドβの蓄積はどんどん加速します。そんな生活を続けていると認知機能は確実に低下していくでしょう。**脳へのダメージを避けるためには、質のよい睡眠をとることが何より大切**です。

自分が十分な睡眠をとれているか不足しているのかは、朝起きたときの体感で判断しましょう。目覚ましが鳴る前に自然と起きられて、体の疲れもとれていれば、十分な睡眠が確保できています。目覚ましが鳴ってもなかなか起きられない、起きてもだるさがとれていないなら、睡眠が不足しています。

●睡眠時間を確保しよう●

忙しい現代人には、熟睡できれば短時間睡眠でもいいという考え方が人気です。

理論的には可能ですが、実際には睡眠は質よりも量が大事であり、7時間程度の睡眠時間を確保することが大切だということがわかっています。そのためには、起きる時間から逆算して寝る時間を決めましょう。

例えば、7時に起きるのであれば、そこから逆算して12時には眠るようにします。といっても、眠る1時間前からは眠りやすい環境を整えたいので、11時には何もしない、眠りやすいリラックスタイムにします。

眠りやすい環境には、入浴のタイミングも大事です。入浴で体温を上げて、下がってくる頃（湯船につかった場合は90分後、シャワー浴は60分後）に、布団に入ると眠りやすくなります。スマホやパソコンはダークモードにしましょう。夏の暑い時季はエアコンを活用して、快適な温度を保つことも大切です。

休息しよう

入浴

●ぬるめの湯につかろう●

日本人はお風呂が大好きです。世界的にみても、毎日入浴する民族は珍しいかもしれません。体をきれいにするなら、シャワーを浴びるのでも十分ですから。

ただ、湯船にゆっくりつかると、なんともいえずほっとして、1日の疲れがとれるような気がします。この気持ちよさは、心と体の疲れを癒やしてくれます。

また、湯船につかると全身の血液の流れがよくなりますし、汗もかくため、代謝が上がって有害物質の排出が促されます。

よく言われることですが、湯船につかる場合は**38〜40度くらいのぬるめの温度**にしましょう。熱過ぎると血圧が高くなり、リラックスできません。湯船につかれば、それだけで汚れは落ちるので、ゴシゴシと体を洗う必要はありません。ゴシゴシ洗いは皮膚のバリア機能にダメージを与えます。やさしくなでるように洗うので十分です。

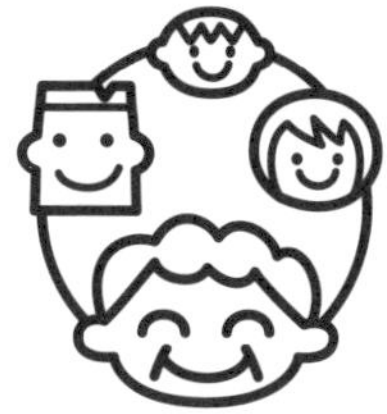

第4章

認知機能が落ちてきたら。自分や家族ができること

アルツハイマー病は脳の糖尿病だからこそ食事が大切

加齢による認知症のほとんどはアルツハイマー病です。そして、その**アルツハイマー病は、専門家の間では「脳の糖尿病」と呼ばれています。**

これは糖尿病の人がアルツハイマー病にかかりやすいということではありません。アメリカ・ペンシルバニア大学のスティーブン・アーノルド教授らによる研究では、**糖尿病**（※1）**ではないアルツハイマー患者の海馬で、インスリン**（※2）**の効きが悪くなっていることが明らかになりました。糖尿病ではない人の脳のなかで、糖尿病と同じような状態が起こっていたのです。**

これは専門家も驚く事実でした。

食事で糖質（※3）をとっていても、エネルギーとして活用できなければ認知機能は低下します。そこで注目されたのが**中鎖脂肪酸**（※4）です。中鎖脂

※1　血液中に存在するブドウ糖（血糖）が慢性的に高くなる病気。遺伝が関与する1型と生活習慣の影響が大きい2型がある。糖尿病のうち10人に9人以上が2型糖尿病で、糖質の過剰摂取、インスリンが十分に働いていない（インスリン抵抗性）などが原因。

※2　すい臓でつくられるホルモン。血液中にブドウ糖が

肪酸はブドウ糖をエネルギー源として利用できない人にとっては、代替のエネルギー源となります。そこで、アルツハイマー病患者に対する、中鎖脂肪酸を用いた臨床試験が行われました。

　中鎖脂肪酸が一躍注目を浴びることになったのは、アメリカの医師・メアリー・T・ニューポートさんの著書が、世界中でベストセラーになったからです。この本は、若年性アルツハイマー病を発症したメアリーさんの夫が、**中鎖脂肪酸を豊富に含むココナッツオイルをとることで、症状が劇的に改善したという**内容です。

　ココナッツオイルにたどり着くまで、あらゆる治療の可能性を模索しましたが、ココナッツオイルをオートミールに加えて夫に食べさせると、その日のうちに症状が劇的に回復したそうです。その日以来、ココナッツオイルを夫に食べさせ続け、アルツハイマー病の進行を食い止めることに成功しました。この本には私も注目し、日本で発売された翻訳本『アルツハイマー病が劇的に改善した！』（ＳＢクリエイティブ）を監修しました。

増えるとすい臓から分泌され、その働きによってブドウ糖が筋肉などの細胞に送り込まれてエネルギーとして利用される（血糖値が下がる）。

※3　食べ物に含まれる栄養素。体内で消化・吸収されるとブドウ糖に分解される。かつては脳の唯一のエネルギー源とされていた。砂糖、ごはん、めん、パン、いも類、根菜類、果物、甘いお菓子などに多く含まれる。

※4　脂質の一種。エネルギーになりやすく、脂肪になりにくい。ココナッツや母乳などに多く含まれている。

脳のエネルギー源はブドウ糖だけじゃない クリーンでヘルシーなケトン体

認知症の予防には血糖値のコントロールが必要である、その事実が明らかになり、そのためにはどうすればいいのかと対処法を考えていたときに、行き着いたのがケトン体（※1）でした。ケトン体はブドウ糖と違って、肥満や認知症の心配がない、クリーンなエネルギー源です。ケトン体の合成を促すために、ココナッツオイルの効能、中鎖脂肪酸のすばらしさを紹介しましたが、最初はなかなか理解されませんでした。ちなみに、**ココナッツオイルが体内で分解されてできる中鎖脂肪酸がケトン体**です。

その理由は、ケトン体が糖尿病の症状が進行したときに、血液中に増えるものという考え方が当時の常識だったからです。これは医学部の教科書にも書いてあることなので、当初、なかなか認めてもらえなかったのは、やむを

※1　脂質の一種。ココナッツオイルなどに含まれる中鎖脂肪酸が肝臓で分解されてつくられる。脳はもちろん全身の細胞でエネルギー源として利用できる。

得ないことだったのかもしれません。

ケトン体は、飢餓状態や激しい運動をしたとき、糖尿病が進行してブドウ糖をエネルギー源として利用できなくなったときなどに、肝臓で合成される物質です。ごはんやめん、パンなど糖質が多い穀類を主食としている日本では、ほとんど合成されることはありません。そのため、ケトン体が合成されることは「異常である」という認識でした。

また、当時は脳が利用できるエネルギー源はブドウ糖だけである、という説が信じられていたのです。これも間違いで、**ケトン体は脳に送られてエネルギー源として利用されます。**

ただ、ケトン体はブドウ糖が不足したときに利用されるので、ブドウ糖がある場合はそちらが優先して使われます。そのため、食事で糖質をとっていると体内でケトン体が合成されることはありません。合成されない（体内に存在しない）ので、使われていなかっただけなのです。

ケトン体を合成するためには、極端な糖質制限（※2）を行う必要があります。

※2　血糖値を上げる糖質を制限する食事のこと。ごはん、パン、めん、甘いもの、小麦製品、いも類、根菜類、果物などを制限する。

ケトン体を紹介した当時は、日本人の主食であるごはんを制限することに、かなり批判を浴びました。

しかし、はっきり言って現代の日本人は糖質をとり過ぎています。その結果が糖尿病の急増です。糖尿病だけではありません。糖質（ブドウ糖）はエネルギー源にもなりますが、過剰にとると肥満を招いて動脈硬化を進行させ、脳卒中や心臓病、認知症などのリスクを高めます。

ブドウ糖は過剰摂取によるリスクがあるエネルギー源なのです。

それに比べ、**ケトン体は分解されやすく、肥満の心配がありません。**もちろんとり過ぎにはリスクがありますが、**ブドウ糖に比べるとクリーンでヘルシーなエネルギー源**と言えます。また、**ケトン体そのものに非常に強い抗酸化作用があり、脳はもちろん血管や全身の細胞の老化予防にも役立ちます。最近は血糖値を抑える働きがあることも確認**されています。健康長寿のためには体内でケトン体の合成を促しましょう。

ブドウ糖とケトン体の違い

過剰にとると病気を招くブドウ糖

- ごはん、パン、めん、いも類、お菓子などに多い糖質が原料
- すぐにエネルギー源として利用できる
- 食べ過ぎると肥満や高血糖状態を招く

▼

高血糖状態が続くと動脈硬化が進行。脳卒中や心臓病、認知症のリスクが高まる。老化スピードも速い

健康長寿に役立つケトン体

- 中鎖脂肪酸や体内にため込まれている脂肪からつくられる
- 食事で糖質をとっているとつくられない
- 体内の脂肪を燃焼。脳が活性化する

▼

認知症予防、記憶力アップ、健康長寿につながる

体内でケトン体の合成を促すには ココナッツオイル入りコーヒーを

糖尿病や認知症でブドウ糖がうまく使えなくなっている場合は、体が飢餓状態に陥っています。**ココナッツオイルをとることで、体内でケトン体が合成されます。**まずはココナッツオイルを入手しましょう。

以前は、ココナッツオイルを取り扱っている店舗が少なく、入手しづらいのが難点でした。私が認知症とココナッツオイルの関係を紹介したあとで、ココナッツオイルブームが起こり、現在はスーパーなどでも購入できるようになっています。近くで探してみてください。

ココナッツオイルは油なので、日本食に取り入れるのはなかなか難しいかもしれません。館林の介護付き有料老人ホームではココナッツカレーなどに活用していますが、おすすめは**ココナッツオイル入りコーヒー**です。

名前の通り、コーヒーに大さじ1～2杯のココナッツオイルを加えたものです。そのままだと、コーヒーとオイルが分離していて飲みにくいですし、下痢をする人もいるので、攪拌《かくはん》（※1）して乳化《にゅうか》（※2）させましょう。ミキサーで攪拌すると、カフェオレ風になって、飲みやすいですし、おいしくなります。私は朝食をココナッツオイル入りコーヒーにしています。

夕食を終えてからの時間が長い朝は、体が飢餓状態になっています。そこにココナッツオイル入りコーヒーを飲めば、体内でケトン体の合成が促されることになります。

朝食を食べないとおなかが減るのではと聞かれることもありますが、そんなことはありません。ココナッツオイル入りコーヒーを飲めば、空腹感を覚えることなく、むしろ脳が活性化して朝からバリバリと働くことができます。

認知機能が落ちてきてからではなく、働き盛りの40代、50代から、朝食はココナッツオイル入りコーヒーをおすすめします。認知症予防になりますし、仕事や家事の効率も上がっていいことばかりです。

※1　材料をかき回す、かき混ぜるという意味。料理ではミキサー（ブレンダー）などを使って攪拌する。

※2　水と油のように本来は混ざり合わないものが、攪拌することなどで均一に混ざり合った状態になること。

「認知症＝何もわからない」ではない　管理しない、元に戻そうとしない

　認知症になりたくない、そうかたくなに思うのは、認知症に対する誤解があることも大きいのではないか……。お茶の水のクリニックで認知症の患者さんを診察するようになってから、そんなふうに感じるようになりました。そもそも、**認知症は脳の老化**です。人によってスピードは違いますが、老いは誰にでもいつかはやってきます。**加齢による認知症は病気ではない**、私はそう考えます。

　もちろん、食事や運動、睡眠など日常生活を整えることで、認知機能の低下を避けることはできます。90歳、１００歳になっても、元気に過ごす人もいます。また、**認知機能が落ちたとしても、ちゃんと食べて、体を動かすことで認知機能が戻る人もいます。**

もし、認知機能が落ちてきて、認知症と診断されたとしても、すぐに「何もわからなくなる」わけではありません。記憶力が落ちてもの忘れがひどくなったとしても、入浴や着替えを億劫がって身だしなみに気をつけなくなったとしても、その人のすべてが変わったということではないのです。

むしろ、自分が子どもの頃や若かった頃のことをよく覚えていますし、自分はこうしたいという自我もあります。プライドだって以前と変わらず持っています。自分の記憶力が落ちているという自覚だってあります。

こんなとき、家族は以前のしっかりした親に戻ってもらいたいと思うあまり、「どうして忘れるの」とか「ちゃんと書いて覚えて」とか、つい相手を責めてしまうことがあります。親にはいつまでもしっかりしていてほしい、そう願う気持ちもわかりますが、**ある程度の年齢になったら、多少のもの忘れはしょうがない**、そんなふうに考えるようにしてください。

こうしてほしいと管理したり、前のように戻ってほしいと願ったりするのはお互いがしんどくなってしまいます。

周囲も不安だが本人も不安
あせらない、おおらかさが大事

認知機能が落ちてくると、もの忘れがどんどんひどくなっていきます。何度も同じことを聞いてきたり、約束したことを覚えていなかったり、これまでできていたことができなくなってきます。

自分の親にこうした症状が出てくると「認知症かもしれない！」「病院を受診しなきゃ」と思うかもしれません。厚生労働省も軽度認知障害のチェックリストを作成し、早めにもの忘れ外来などを受診しましょう、早めの対策が大事ですなどとすすめています。

私はこれに大きな疑問を感じています。

まず、**もの忘れが出てきてからの対策は「早めの対応」ではありません。むしろ遅いくらいです。早めというのであれば、アミロイドβがたまり始め**

る40代、50代で始める必要があります。

さらに、病院を受診したとしても、認知症の対策でもっとも重要な食事や運動、睡眠について正しい知識を得られるかは疑問です。栄養や運動の重要性を理解している医療者もいますが、現在の日本ではまだ少数派です。薬を処方して終わり、という医師が少なくありません。

私は、**認知症は薬では治らない**と考えています。副作用の心配もあるので館林の介護付き有料老人ホームでは、入居される場合、まず減薬から始めて、最終的には必要最低限の薬の量まで減らします。**基本的に、認知症の薬はやめる方向ですすめます。**副作用の心配があり、効果が期待できない薬しか出さない病院にかかる必要はあるのだろうか、そんなふうに思うのです。

そもそも、もの忘れがひどくなってきたことを、いちばん不安に思っているのは本人です。そんなときに、自分から病院に行こう、これ以上、認知機能が落ちないようにどうにかしようと思う人であれば、情報を集めて自分で動くでしょう。そうでない場合は、「自分はボケていない」「病院なんか絶対行かない」と意固地になるケースがよくあります。

こんなとき、病院に行けばよくなるのにと腹を立てたり、無理に連れて行ったりしないほうがいい、私はそう考えます。

むしろ、**多少のもの忘れはしょうがないとおおらかな気持ちで接し、自宅でタンパク質や旬の野菜や果物などがたっぷり入った食事**（※1）**を作って食べてもらう、一緒に散歩する、昔話につき合うなど脳に刺激を与える生活**（※2）**を送る**ようにしたほうが、認知機能の改善に役立つでしょう。

以前からそう考えていましたが、館林の施設で食事や運動で元気になる入居者さんを見て、間違っていなかったと確信が持てました。

ただし、**急な認知機能の低下は治る認知症**（※3）**かもしれない**ので、検査は受けておいたほうがいいでしょう。認知症を疑って受診するよりも、脳の状態をチェックしようという説明のほうが、受診する側も抵抗が少ないのではないでしょうか。**ある程度の年齢になったら定期的な脳ドック**（※4）**の受診をおすすめ**します。

※1　第2章を参照。

※2　第3章を参照。

※3　50ページ参照。

※4　脳の病気や脳の状態をチェックするための検査。頭部のMRI・MRA、頸部超音波検査、血液検査などを行う。

COLUMN

更年期に起こりやすい 一時的な認知機能の低下

更年期、閉経を迎える女性に一時的な認知機能の低下が起こることはあまり知られていません。ブレインフォグとも呼ばれていて、言葉通り、頭に霧がかかったようにぼんやりして、記憶力や集中力が低下してしまう状態です。病気ではなく、医学用語でもありません。

それほど影響がなく、一時的なものがほとんどですが、なかには仕事に影響が出るケースもあるようです。

更年期に認知機能が低下するのは、閉経に伴って女性ホルモン（エストラジオールやプロゲステロン）の分泌量が減ってしまうことが原因です。

女性ホルモンは、神経細胞の連絡役であるシナプスの形成に関わっています。そのため、女性ホルモンの分泌量が減ると認知機能の低下が起こるとされています。

更年期にもの忘れがひどくなったり、言葉がうまく出てこなかったりするのは女性ホルモンの影響です。本書で紹介しているメソッドはこれらにも効果があります。

こんな対応をすると悪化する 言葉のかけ方や接し方が大事

加齢に伴って脳の萎縮（※1）が進むと、記憶力の低下はもちろん、理解力の低下、失見当識障害（※2）など、さまざまな症状が出てきます。

失見当識障害が出てくると、食事をしたことを忘れて何度も食べようとしたり、迷子になったり、会話が成り立たなかったりなど、これまでできていたことができなくなります。

そうすると、家族は「これまでできていたんだから」と、こまかく注意したり、管理したりすることで元に戻そうとします。認知機能の低下が進んできたときに、「できなくなったこと」を嘆くのは、お互いにとってしんどくなってしまいます。

それよりも、**「いまできること」に目を向けるようにしましょう。**

※1　脳の容積が減ること。特に原因がなくても加齢とともに減っていく。個人差はあるが、早い人では40代から見られることも。

※2　自分の名前や年齢、時間の感覚、自分と周囲の関係、自分がいる場所、状況などを正しく認識できなくなる状態。

例えば、火の始末を失敗して鍋を焦がしてしまったとき、1回失敗したからといって、料理することを禁じてしまうのはおすすめできません。むしろ認知機能の低下が進んでしまいます。

料理することは認知機能の維持に役立ちますから、リスクを避けてできるやり方を探しましょう。ガスコンロを使わせないのではなく、自動消化する安全装置付きのガスコンロに替えるほうがベターです。

また、約束したことを忘れていたり、薬を飲み忘れていたり、食事したことを忘れて「まだ食べてない」と訴えられたとき、「さっき食べたでしょ」「何回言ったらわかるの」「いいかげんにして」など、強い口調で責めるのも避けましょう。何度も聞かれるのは、ちゃんと理由があります。本人は記憶障害なので、直前に聞いたこともすぐに忘れてしまいます。ただ、何かを忘れているという不安は残るので、その不安を解消するために何度も聞いてしまうのです。**ちゃんと理由があるので、むやみに責めず、その都度、やさしく答えるようにしましょう。**

このように、**認知機能が落ちてきたとき、家族からすると「なぜ？」と思うような行動をとったとしても、それにはちゃんと理由があります。**それなのに、「記憶力が落ちたからなにもわからないだろう」と、ぞんざいに扱ったり、自分の言うことを無理に聞かせようとしたりすると、相手も感情的になってしまうでしょう。

認知機能が低下すると、感情のコントロールができなくなります。高齢者は頑固で怒りっぽいなどと言われますが、これは高齢になったからそうなったのではなく、元々そういう性格で、認知機能が低下する前は感情をコントロールできていただけなのです。「お金がなくなった」と騒ぐ人は、疑い深い性格だっただけですし、「生きていてもしょうがない」などと嘆く人は、心配性というか物事を悲観的に考えてしまう性格だったということです。

親にこうした性格の先鋭化が出てきたとき、子どもが一緒になって怒ったり、「泥棒扱いしないで」などと感情的に対応したりすると、症状が悪化してしまいます。**冷静かつていねいに、根気よく説明することが大切です。**

COLUMN

ふだん飲んでいる薬にも 認知症のリスクがある

胃がもたれやすいからいつも胃薬を飲んでいる、そんな人は要注意です。ブレデセン博士は「薬も認知症の要因となる有害物質である」としています。

特に注意が必要と挙げているのが、逆流性食道炎の治療薬である「プロトンポンプ阻害薬」とコレステロールを下げる「スタチン」という薬です。

プロトンポンプ阻害薬は、消化に必要な胃酸の分泌を抑制するため、脳が必要とするビタミンB_{12}や亜鉛の吸収を阻害してしまい、それが認知症のリスクになるという説があります。

スタチンに関しては、そもそもコレステロールは脳が必要とする脂質なので、薬で下げ過ぎると認知機能の低下を招きます。実際、コレステロールが低い人ほど認知症のリスクが高いという研究報告があります。

薬には弊害もあります。必要のない薬を「とりあえず飲んでおこう」というのはおすすめしません。

お互いがしんどくならないやり方、過ごし方を探そう

これまで、認知症はなったら終わり、ならないためにはどうすればいいのか、認知機能が落ちる前に早期から治療を始めよう、というのが厚生労働省の方針でした。現在も、早期治療については引き続き掲げていますが、２０２４年に**「認知症の人やその家族が認知症とともに希望を持って生きる」という、「新しい認知症観」**が打ち出されました（※1）。

治すのではなく、認知症という病気を受け入れ、上手につき合っていこうという考え方です。誰もが認知症になり得る時代であり、認知症を特別なことではなく、自分もなり得ることとして理解を深めることが重要であると指摘しています。

認知症になったとしてもその意思を尊重すること、安心して暮らせる環境

※1　2024年1月に施行された「認知症基本法」に基づく「認知症施策推進基本計画」案。

を地域で整えること、そのために必要なシステムや技術の活用も進めていくとしています。具体的には、バリアフリー化の推進、保健医療や福祉サービスなどの整備、社会参加の機会の確保などがあります。

これからどう変わっていくかわかりませんが、**「認知症の人やその家族が認知症とともに希望を持って生きる」という考え方はとても大切です。**

認知症になったからといって、人生が終わるわけではありません。できなくなることもありますが、できることだってたくさんあります。いまできることを大切にして、そこからさらに落ちないようにするという考え方が大事だと思うのです。

自分を育て、支えてくれた親が徐々に弱っていくのを見るのは、受け入れにくいことなのかもしれません。感情的にあたられると、腹も立ちますし、そんな親を受け入れられないという気持ちが湧いてくるかもしれません。

そんなときは、**親と自分、両方がきげんよく過ごすためにできることを探してみましょう。**

ボケてきた、と感じたとき そこからできることはまだまだある

もの忘れがひどくなってきた、部屋が片づいていない、お風呂に入るのを嫌がる、洋服に気を使わなくなってきた、こんな様子が見えてきたら、認知機能はかなり低下してきています。

とうとう来たか、と思うかもしれませんが、ここからできることもまだまだあります。例えば、ココナッツオイル入りコーヒー（※1）を飲ませてみる、栄養バランスのいい食事を作って食べさせる、一緒に散歩する、よく声をかけて会話する、デイサービスに行くことを提案してみるなど、**本書で紹介していることは、認知機能が落ちてから行っても遅くありません。**

遠くに住んでいてそんなことはできないという場合は、毎日電話する、おいしい食事の宅配サービスを探す、親が興味のありそうなものを送る（塗り

※1　136ページ参照。

絵や折り紙や囲碁ゲーム、落語のＤＶＤなどなんでもＯＫ）、近くで通えそうな集まり（運動教室や囲碁や将棋の教室、カラオケ教室など）を探してみるなど、できることをやりましょう。

自分ひとりだけで頑張るのはしんどいので、きょうだいや親戚、近所の人など助けてもらえる人を探すことも大切です。

まだ親がしっかりしているうちに、認知機能が落ちても生活しやすいよう家をリフォームすることも意外と大事です。リフォームは介護が必要になってからではなく、元気なうちにやっておきましょう。認知機能が落ちてからのリフォームは、かえって混乱して生活しにくくなってしまう心配があるためです。

ただ、心配のあまり、「お酒はダメ」「タバコもダメ」「お菓子も食べちゃダメ」「塩分は控えて」「ちゃんと散歩した？」「薬は飲んでる？」などと、うるさく言うのはやめましょう。周りから健康についていろいろ言われると、ストレスが増えて、逆効果になってしまいます。**人の寿命は、かなりの部分が気持ちに左右されます。きげんよく過ごすことが大事です。**

デイサービス、施設入居など第三者の手を借りることも大事

親の認知機能が落ちてきたと感じたとき、家族で対応できればいいのですが、遠方に住んでいたり、症状が進行してしまったり、難しいケースも多々あるでしょう。そんなときには迷わず専門家に相談しましょう。

いちばんスムーズなのは、**かかりつけ医（※1）に相談すること**です。専門医への受診をすすめたり、**地域包括支援センター（※2）を紹介**してくれたりするでしょう。専門知識のある人とつながると、認知症について、受けられるサービスについてなどを知ることができます。

ただ、専門家につながるには大きなハードルがあります。

高齢者のなかには、介護サービスを頑として受け入れない人もいるからです。自分は大丈夫、住み慣れた家にいたい、知らないところに行くのが嫌だ

※1　健康に関することを何でも相談でき、必要なときは専門の医療機関を紹介してくれる身近にいて頼りになる医師のこと（日本医師会）。体調が悪くなったときにかかる自宅近くの医師が多い。専門的な治療が必要な場合は、紹介状を書いてもらうことができる。

※2　市町村が主体。保健師、社会福祉士、介護支援専門員などがチームになり、

など、そこにはさまざまな理由があります。意思を尊重していると、専門家への相談はどんどん遅れてしまいます。

認知機能が落ちてきている親を支えるためには、まず知識をつけることが必要です。専門家の話を聞いてよくわからないのであれば、インターネットで調べてもいいですし、書籍などを購入してもいいでしょう。これから何ができるのか、どうすればいいのか、など知っておいたほうが、事前の準備ができますし、心構えもできやすいです。

病院に行きたがらない場合は、認知症の疑いで受診する、と正直に説明するのではなく、「最近もの忘れが出てきたからちょっと調べてみない？」とか「私も受けるから一緒に行かない？」など、親が受け入れやすいよう説明するのも方法です。ひとり暮らしが難しくなったときは、施設に入居することを考えないといけません。館林の介護付き有料老人ホームに入居されている方のなかにも、最初は入居を嫌がったケースがあります。でも、しばらくすると落ち着いて、きげんよく過ごせるようになっています。

住民の健康保持や生活の安定のために必要な援助を行う。

COLUMN

生きがいを持つこと それがボケない秘訣《ひけつ》

私がこれまでにお会いした百寿者は、皆さん何かしら生きがいを持っていました。柴田トヨさんは、日本舞踊を生きがいにしていましたが、体を壊してできなくなってしまい、息子さんのすすめで90代から詩を新聞に投稿し始めたそうです。

京都府に住んでいた宮崎秀吉さんは、90代に友人が次々と亡くなり、囲碁の相手がいなくなってしまいました。一人でできる趣味を始めようと、92歳で陸上に挑戦したそうです。105歳を迎えた翌日に、マスターズ陸上に参加して、100m走と砲丸投げに挑戦し、世界記録保持者となりました。

趣味や生きがいは、いくつになっても持つことができます。それまでの趣味が楽しめなくなったとしても、その時点でできること、興味のあることを探して、楽しむことが大事です。ボケ予防に大事なのは、できないことではなく、できることを探す柔軟性かもしれません。

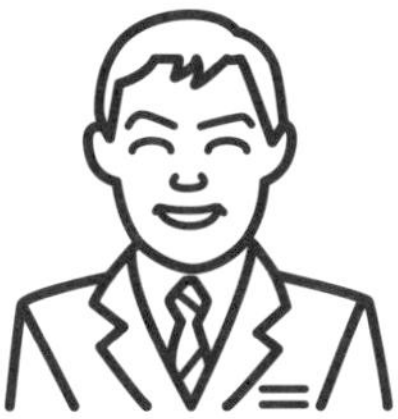

第5章

遺伝が関係する若年性認知症。神経細胞は再生する

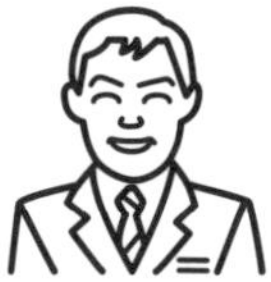

発症年齢が早いアルツハイマー病は特定の遺伝子が関係している

アルツハイマー病の発症に関わるリスク遺伝子は、１５０以上報告されていますが、そのなかでも特に重大なのがＡｐｏＥ《アポイー》４という遺伝子です。ＡｐｏＥ遺伝子にはε《イプシロン》２、ε３、ε４と3種類あり、２つ一組になっていて、６パターンの遺伝子型があります。このうちε４を持つものを、ＡｐｏＥ４遺伝子と呼びます。日本人でＡｐｏＥ４遺伝子を持っているのは約10%と報告されています。

また、アルツハイマー病を発症した日本人の約50%が、ＡｐｏＥ４遺伝子を持っているという報告があり、この遺伝子がアルツハイマー病の発症に深く関わっていることがわかります。

ＡｐｏＥ４遺伝子を持っていると、持っていない人に比べて、若い年代で

発症し、進行が速いとされています。

お茶の水健康長寿クリニックを受診される患者さんには、皆さんにＡｐｏＥ遺伝子検査を受けていただいています。研究報告によってＡｐｏＥ遺伝子のリスク判定に違いがあるのですが、私の臨床例を加味して考えると、だいたい１５９ページの表にまとめたようになるだろうと考えています。

ＡｐｏＥ４遺伝子を持っていない人（３／３型）の場合は、もの忘れで受診するのが60～70代で、発症するのは平均75歳くらいになります。これに対して、ＡｐｏＥ４遺伝子を２本持っている人（４／４型）は発症年齢がかなり早く、若年性アルツハイマー病と呼ばれる40～50代で発症します。

ただし、**４／４型でもアルツハイマー病を発症していない人もいますし、逆に３／３型の50代で脳全体にアミロイドβが沈着している人もいます。あくまでも１５９ページの表は確率論であり、すべての人がそうなるということではありません。**

それでも、**ＡｐｏＥ４遺伝子を持っている人は、環境因子が加わることで**

早期から発症するリスクが高い、ということは間違いありません。

お茶の水のクリニックを受診される患者さんは、たいてい息子さんや娘さんと一緒に受診されます。ＡｐｏＥ遺伝子検査で４／４型という結果になった場合は、**ご家族にもＡｐｏＥ遺伝子検査をすすめています。**

ご家族は50代くらいが多いので、症状はまったく出ていません。それでも、ＡｐｏＥ遺伝子検査で４／４型が出た場合には、脳がダメージを受けているケースが多く、一緒に治療を受けるようすすめています。

日本人の約10％がＡｐｏＥ４遺伝子を持っているということは、10人に1人の割合です。これは少ない数ではありません。ＡｐｏＥ遺伝子検査を受けて、リスクが高いのであれば、早くから対策を立てることができます。

ただし、ＡｐｏＥ遺伝子のリスクだけでは、アルツハイマー病は発症しません。**お茶の水のクリニックでは、水銀、グルテン、糖尿病などほかのリスク要因をチェックして、それらを排除する生活習慣を指導しています。**

ApoE遺伝子のタイプとアルツハイマー病の発症リスク

ApoEのタイプ	3／3型	3／4型・4／X	4／4型
発症率	×1	×7.5 （×5）	×15 （×10）
平均発症年齢	75歳	65歳	55歳
脳波所見からの発症兆候	60歳	50歳	40歳
進行速度	遅い	速い	とても速い
現れる症状	もの忘れ	精神・感情・行動（怒りやすいなど）	徘徊など警察に保護される事案
P300脳波（※1）による発症兆候	55歳	45歳	35歳
MRIによる発症兆候	65歳	55歳	45歳

- ApoE4遺伝子を2本持っている人は40～50代で発症
- ApoE4遺伝子を1本持っている人は50～60代で発症
- ApoE4遺伝子を持っていない人は60～70代で発症

※1　P300機能性脳波検査。神経再生治療でもっとも重要な検査。メキシコ・リバント社の脳機能性EEG検査プログラムで脳神経の障害度合いを判定する。詳細は167ページ。

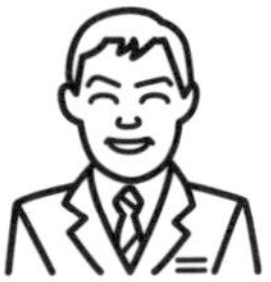

ＡｐｏＥ４遺伝子を持つ人に早期からの予防をすすめる理由

ＡｐｏＥ４遺伝子を持つ人は、アルツハイマー病のリスク因子をひとつ多く持っています。ただし、その発症には、慢性疾患（糖尿病や高血圧など）、生活習慣、環境因子などほかのリスクも関係しています。

ＡｐｏＥ４遺伝子のリスクは、あらかじめリスク因子が体内にインプットされているので、**生まれたときからリスクが始まっている**と考えたほうがいいでしょう。50代から始まるのではなく、体内でリスクが増えるたびに神経細胞が少しずつ障害されていきます。

そうなると、**ＡｐｏＥ４遺伝子を持っている人が予防のために生活習慣を変えることは、早ければ早いほど有効だと私は考えます。**

アルツハイマー病の原因はたくさんあります。予防のためには、薬を飲めばいいとか、これだけ気をつければいいとか、そういう考え方は捨てていただく必要があります。

やはり、**生活習慣全般を見直すことが予防につながります。**

予防には食生活が大きく関係しています。食べ物から入る毒の影響は、かなり大きいと私は考えています。

現代は、手軽に安くておいしいものがたくさん手に入る時代です。それらのなかには、脳の炎症を促す毒になるものがたくさんあります。コンビニエンスストアが増えて超加工食品が増え、グルテン製品に囲まれています。やわらかくて甘いものがおいしいともてはやされ、伝統的な製法でつくられた製品はどんどん減っていっています。**便利になった反面、認知症のリスクが高まった**、そんなふうに感じています。認知症が急増したいま、「そういう生き方ではダメだ」と言われているような気がしてなりません。

現代は、長寿を実現するために「何を食べるか」が試されているような気がします。まずはあなたの食事が大丈夫かをチェックしてみてください。

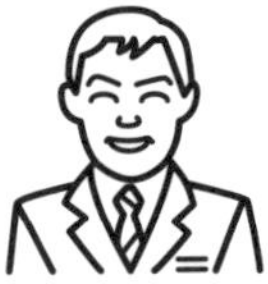

気をつけたい水銀のデトックス グルテンフリー食も大事

ＡｐｏＥ４遺伝子とは別に、もうひとつ大きなリスクと感じているのが、有毒な金属です。お茶の水のクリニックでは、**鉛や水銀の値も測っていますが、この数値が高いと、遺伝子に関係なく、かなりのリスクを抱えている**と考えています。

水銀の数値が高い要因は二つ考えられ、ひとつは**アマルガムという歯の治療用金属**が入っている場合です。この場合、歯科で有害な金属を取り除くようお願いしています。

もうひとつの要因は**まぐろなどの大型の魚を、頻繁に食べていること**です。これらの魚は体内に水銀がたまりやすく、それを食べる人もまた、水銀がたまってしまうのです。これは食事に気をつけてもらうようお願いします。

お茶の水のクリニックの患者さんでは、この二つが多くを占めています。

ＡｐｏＥ４遺伝子を持っているかどうかも重要ですが、水銀の数値が高いか低いかも重要で、同じくらいのウエートを置いています。４／４型で水銀の数値も高い場合は、かなり厳しくデトックスします。

このほか、リスクとして考えられるのが、**体内の炎症をもたらすグルテン**です。血液検査を行ってアレルギー反応が出た場合は、グルテンフリー食にするよう指導しています。これらはすべてアミロイドβの蓄積を促します。ＡｐｏＥ４遺伝子を持っている人は、日常生活のなかで外せるリスクをできるだけ除外することが、将来のためになります。

このように、**ＡｐｏＥ４遺伝子を持つ人にとっても生活習慣を整えることが治療になります。**遺伝子のリスクは変えられないのですから、それ以外のリスクを若いうちからなんとかしたほうがいい、私はそう考えます。

ただ、**すでに神経細胞がダメージを受けている場合は、神経の再生を促す治療が必要**です。お茶の水のクリニックでは神経再生治療も行っています。

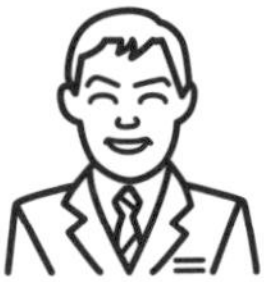

神経再生治療を行うことで神経細胞は再生する

神経再生治療のヒントになったのは、２０１６年にメキシコのカルロス・アギラー医師（※1）と出会い、神経細胞を再生できる治療があり、さらにそれを正確に診断できるＰ３００という機能性脳波検査を教えてもらったことです。その後、ブレデセン博士のベストセラーを翻訳し、解毒・栄養療法というさらに新たな治療の選択肢を知りました。

日本でもこの最新のアルツハイマー治療を受けられるようにしたい、そう考えて、解毒と神経再生治療を組み合わせた独自の神経再生治療を、２０１８年からお茶の水のクリニックで提供し始めたのです。

神経再生治療は、**患者さんの状態に合わせた完全オーダーメイドの治療**です。治療をスタートする前に、さまざまな検査を行います。お茶の水健康長

※1　スペイン・バルセロナ大学精神神経免疫内分泌学教授。発達障害の治療に神経再生療法を応用する。

寿クリニック（※2）でしか行っていない独自の治療法です。

治療を始める前に患者さんの状態を詳細に把握する必要があるので、初診時に各種検査を行います。遠方からいらっしゃる患者さんが多いので、すべての検査を終えるには、待ち時間を含めて5～6時間かかります。

検査項目は患者さんの状態に応じて選択しています。

診察から治療の流れを紹介しましょう。

❶問診（現在の症状やこれまでの経過を患者さんやご家族に伺う）

❷主な検査項目
・MRIによる画像診断結果がない場合は提携するクリニックで検査
・オリゴスキャン（詳細は後述）
・Facial Analysis System（顔の撮影）による画像診断
・尿検査（酸化ストレスマーカー・腫瘍マーカーの測定）
・歩行・バランス測定（体重のバランス、歩行速度などを測定）

※2　Dr.白澤がお茶の水に開業したクリニック。リコード法を元にした解毒治療、機能性脳波および各種検査を実施し、そのデータをもとにサプリメント治療を行っている。若年性アルツハイマー病、認知症、脳血管性認知症、レビー小体病、前頭葉側頭葉型認知症、パーキンソン病、うつ病、自閉症、統合失調症、アスペルガー症候群、ADHD、脳卒中や脳挫傷の後遺症などで症状が改善している。

・血管機能検査（血圧、血管伸縮性、ＡＧＥｓなどの検査）
・骨密度測定
・認知機能検査１（長谷川式・ＭＭＳＥ・コグニトラックス）
・採血（ＡｐｏＥ４遺伝子のタイプ、食品アレルギーの検査）
・Ｐ３００機能性脳波検査・認知機能検査２（詳細は後述）
・ｒＴＭＳ＋動脈硬化検査・自律神経均衡検査（詳細は後述）
❸検査後の説明（当日判明する検査結果の説明と今後の治療方針）
❹再診（初診から３～４週間後に判明する検査結果の説明。ＡｐｏＥ４遺伝子検査、食品アレルギー検査、Ｐ３００機能性脳波検査など）
❺治療スタート（解毒点滴、ｒＴＭＳ治療、神経再生を促すサイトカインによる神経再生治療など）

検査のなかでもっとも重要なのがＰ３００機能性脳波検査です。オリゴスキャン、ｒＴＭＳについても紹介します。

■オリゴスキャン

パソコンに接続されたセンサーを手のひらの4か所に当てるだけで、**体内にある必須ミネラル20元素と体内に蓄積した有害物質14元素の状態が判明**する。検査で測定したデータは、瞬時にルクセンブルクにある開発元のデータベースに転送され、30秒で解析されてレポートが戻ってくる。**レポートには潜在的な課題、生理機能が示され、注意点やリスクが提示**されている。

■P300機能性脳波検査

メキシコ・リバント社の脳機能性EEG検査プログラムで、脳神経の障害度合いを調べる。**アルツハイマー病による脳の萎縮、脳神経の発達障害や機能障害、出血や梗塞などによってダメージを受けている部位を、両耳と頭につけた21の電極から得られるデータから特定**する。

頭皮に脳波を計測する器具を装着するだけなので、痛みなどはまったくない。さまざまな刺激に対する脳波の反応から、どの神経細胞が障害を受けているのか、過剰になっているのか、小さくなっているのかを検証する。

単調な音を聞いたり、パソコンを使って作業したりするので、集中力が必要。**検査を受けながら、認知機能の状態もチェックできる。**感情の検査も行うので、双極性障害、うつ、不安症などもわかる。メンタルの柔軟性をチェックする検査も行われる。

■rTMS（反復経頭蓋磁気刺激《はんぷくけいずがいじきしげき》）

高頻度で治療に有効なパルス（磁気刺激）を発生させる磁気刺激装置。**精神障害や神経疾患の診断や治療に用いられる。**

電気コイルに極めて短時間、電流を流すことで、前頭葉の背外側前頭前野《はいがいそくぜんとうぜんや》に磁気刺激を与える。生体の誘発反応の検査や血流の改善に利用できる。ｒＴＭＳによる磁気刺激治療を行っている時間を利用して、自律神経均衡検査（ストレスのチェック）、末梢神経循環検査（動脈硬化のチェック）も行う。**指先にセンサーをつけ、そこから得た脈波信号と血液循環の状態を分析して、動脈硬化、末梢循環機能障害などを早期診断**する。

Ｐ３００機能性脳波検査で得られた結果は、アギラー医師と共有して、インターネットを介してコンサルテーションを行い、神経再生治療のサイトカインの内容（今後の治療方針）を決めていきます。

神経再生治療を始めるためには、患者さんの脳のどの部分の神経細胞がどのように障害されているのかを特定する必要があります。これまでの脳検査（ＭＲＩやＳＰＥＣＴ※３）では、脳の萎縮の状態や脳の血流の状態を調べることはできますが、どの部位のどの細胞が障害されているかまではわかりませんでした。この**Ｐ３００機能性脳波検査では、脳の詳細なデータが得られるので、患者さんの状態に合わせたオーダーメイドの神経再生治療ができるようになったのです。**

検査結果をもとに、**神経の再生を促すサイトカインを処方**します。**サイトカインは神経細胞に特異的に働き（※４）、神経細胞の発生、生育を促す物質で**

※３　脳の血流の状態から脳の状態を調べる検査。

※４　特定のものだけに反応すること。

す。アギラー医師は１９８７年から、発達障害の子どもを含む患者さんの治療に使用していて、30年間で１０００例以上の実績があります。

サイトカイン治療は、口に含むタイプの液体を1日3回服用します。患者さんへの説明は、わかりやすいよう体験していただいています。

３mLほどの液体を口に含み、３分間そのままおいておくだけです。タンパク質なので味や香りはなく、生理食塩水のような感じです。

サイトカイン治療のイメージは、貯金にたとえるとわかりやすいでしょう。例えば、１日に10万個の細胞が死んでしまったとしても、15万個が再生できたら5万個のプラスになります。**サイトカインで神経の再生を促し、死滅する以上の再生を促すのが目的**です。

どのサイトカインを処方するかは、患者さんの脳の状態で違います。そのため、綿密な検査と、アギラー医師とのコンサルテーションを行います。

神経再生治療については、『解毒・神経再生治療でアルツハイマー病は予防・治療できる!』(すばる舎)、『認知症生還者《サバイバー》の証言』(すばる舎)で詳しく紹介しているので、興味のある人は読んでみてください。

サイトカインを服用し始めて、およそ1か月で神経細胞が分化して成熟した回路になる条件が整います。神経回路が安定して機能し始めるには、さらに数か月が必要です。それくらい経つと脳波に変化が出てくるので、神経が再生したという証拠が得られます。

ただ、そのときはまだ症状に変わりはありません。**目に見えて症状が変わってくるまでには、半年から一年くらいはかかる**と感じています。なかには神経再生治療を開始して3か月で「明らかによくなっている」という実感があり、脳波も劇的によくなっている、効き目が現れやすい患者さんもいて、個人差が大きいと感じます。

症状や個人差もあるのですが、水銀の濃度が低い、ビタミンBやDの欠乏がない、ホルモンの数値が整っている、グルテンやカゼイン（牛乳）の抗体がないなど、**体内の状態も治療結果に関係していて、解毒も重要**だと感じています。

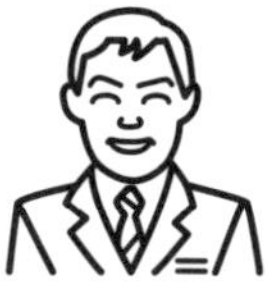

神経再生治療で症状が改善 患者さんの実体験を紹介

■ビタミンD不足が顕著だった患者さん（60代男性）

この患者さんは、法律関係の仕事をしていたところ、認知機能の低下を感じて仕事をいったんリタイアしてからクリニックを受診されました。

初診時の検査ではＭＭＳＥ（※1）による認知機能検査が26でした。正常レベルより少し下ですが、自立して生活ができる範囲です。

ただ、仕事が専門職ですし、認知機能が落ちてくると、同じ仕事をしていても疲れやすかったり、気力が持たなくなったりするので、「ちょっとしんどいかな」という感じにはなります。

血液検査の結果では、ビタミンＤ、ホモシステイン（※2）、水銀の値が高かったので、まず解毒治療から始めました。ビタミンＤは15・4㎎／dLとかな

※1　認知機能を客観的に測定することを目的とした神経心理検査。満点は30点。

※2　血液中に含まれるアミノ酸の一種。体内で合成されるが、代謝されずに蓄積すると体内の酸化ストレスが悪化

り低かったのですが、サプリメントを処方して70・2㎎／dLまで回復しました。ホモシステインを下げるためにビタミンBも補充しました。

解毒点滴と栄養療法を3か月みっちり行ってから、神経再生治療を始めたところ、認知機能検査で改善が見られました。ご本人も「また仕事を再開したい」と話されていて、とてもいい傾向が出ています。

して細胞が障害される。

■水銀の値が高かった患者さん（70代男性）

この患者さんは、アマルガムの歯の詰め物はなかったのですが、水銀、アルミ、カドミウムの値が高く出ていました。特にカドミウムの数値が高く、過去、どこかで暴露されたのではないかと思いリサーチしましたが、特にありませんでした。記憶障害がひどく、アルツハイマー病と診断されてクリニックを受診されました。

検査結果で、ＡｐｏＥ遺伝子が4／4型でしたが、Ｐ３００機能性脳波検査では脳血管性認知症という結果でした。アレルギー検査（※3）では、カゼ

※3　食べ物を摂取して時間をおいてから（数時間〜数週間以上）現れるアレルギー反応を調べる検査。食べ物に対するIgE抗体の量を血液検査で調べる。

イン（牛乳）に対する抗体が出ていて、体内の炎症が疑われます。

アマルガムがない水銀の高値、カゼイン、カドミウムが原因となると、食事の影響が疑われます。問診で詳しく伺ったところ、「お寿司が好き」とのことだったので、まぐろなど大型の魚は食べないようお願いしました。カゼインに対するアレルギーが出ているので、分解を促す酵素も処方しました。

神経再生治療を始めたら症状が改善し、やめていたゴルフを再開する意欲も出てきたそうです。脳波も改善されていました。

■歯周病やインプラントの炎症が関係する患者さん（60代男性）

この患者さんは記憶障害がひどく、ご自身が不安に感じて受診されました。初診時のＭＭＳＥが13、ビタミンＤは16・５㎎／dLと非常に低かったです。オリゴスキャンの水銀値は17・２パーセンタイルと非常に高く、歯科検査を受けてもらったところ、アマルガムの金属が使われていました。

歯科でアマルガムを除去してもらったのですが、水銀の数値はなかなか下がらず、半年ほど解毒点滴を続けて、ようやく下がってきました。

アルツハイマー病の患者さんで、歯科治療でアマルガムを使っていたり、歯周病やインプラント周囲炎を抱えていたりする人は少なくありません。症状が出てからの歯科治療は、なかなか難しいので、若い頃から歯科を受診しておくことが大切です。

歯科は歯が痛くなってから通うところというイメージでしたが、現在は異常がなくても数か月に1回、メンテナンス（※3）のために通うようすすめられています。これは認知症対策としても大切なことです。

外傷性のダメージを受けた患者さん（60代男性）

自覚するほど認知機能が低下してきたと、クリニックを受診された患者さんなのですが、P300機能性脳波検査で左右が非対称の反応が出ました。

脳波の左右差がなければ、遺伝性の双極性障害（※4）と診断したと思いますが、実際には脳挫傷《のうざしょう》が原因でした。

※3　むし歯や歯周病にならないよう、健康な状態を維持していくための定期的な検査のこと。3～6か月ごとに行う。

※4　躁状態（ハイテンションな状態）とうつ状態を繰り返す気分障害。気分の波は誰にでもあるが、それが極端な状態。躁うつ病とも呼ばれる。

事故やケガで脳挫傷のような大きなダメージを負った経験があったり、スポーツで脳しんとうを繰り返したり、脳出血や脳梗塞による神経細胞の損傷がある場合は、アルツハイマー病のリスクになります。

スポーツなどで頭部を何度もぶつけたことがあったり、交通事故、落下事故、転倒による頭部打撲などの既往歴がある人は要注意です。本人には外傷の記憶がなく、頭頸部のCTを撮ったときにわかることもあります。

神経再生治療はこうした外傷による認知機能の低下にも効果があります。この患者さんの場合は、脳挫傷以外に、水銀の数値が高く、ビタミンDが低かったので、解毒点滴とビタミンDの補充を行いながら、神経再生治療を続けています。

2018年から神経再生治療を始めて6年が経ちました。現在までに300人を超える患者さんを治療しています。**すべての症例で神経細胞の再生が確認できていて、その効果を実感しています。**

付録

認知症予防のために重要な４つのこと

予防に重要なこと

血液検査の数値

●健康診断を受けよう●

日本では、生活習慣病のほか、病気の早期発見や予防のために、年に1回、健康診断が行われています。ここでは、認知症と関係が深い項目について紹介します。

●血糖値が高い人は要注意●

【基準値】
空腹時血糖値　110㎎／dL未満
食後2時間後血糖値　140㎎／dL未満
HbA1c　4.6～6.2％

血糖値が高い状態が続くと、動脈硬化が進みやすく、アルツハイマー病のリスクも高まります。血糖値はいくつか種類があるので、その違いを知っておきましょう。自分の血糖値を把握しておくことも大切です。

健康診断などでチェックするのは、検査前に10時間以上絶食した血液を調べる**「空腹時血糖値」**です。110㎎／dL以上で高値となりますが、100～109㎎／dLは正常高値と呼ばれ、やや高めの数値です。血糖値が高い状態は、脳や血管にダメージを与えるので80～90mg／dLを目指しましょう。

食事で変動する血糖値は、**「食後2時間後血糖値」**の数値も重要です。食後、血糖値が一時的に上昇しますが、インスリンが正常に働いていれば、食後2時間ほど経つと元に戻ります。このときの数値が、140mg／dL以上あると食後高血糖と呼ばれ、糖尿病が疑われます。

「HbA1c」は過去2か月程度の血糖値の状態を示す数値です。血液の赤血球に含まれるヘモグロビンが、どれくらいの割合で糖と結合しているかを調べています。血液中の血糖の量が多いほど、ヘモグロビンと糖が結合しやすくなるので、数値は低いほど望ましいです。糖尿病の合併症を防ぐためには、7.0％未満を目標としています。

健康診断などで調べる空腹時血糖値だけでは、血糖コントロールの状態を正確に把握することはできません。なぜなら、**空腹時血糖値が正常でも、食後血糖値が高いという隠れ糖尿病が増えている**からです。

●血圧は下げ過ぎに注意●

高血圧も、動脈硬化を進行させる要因ですし、認知機能の低下を招くことがわかっています。ただし、高齢者に関しては、**「薬に**

よる血圧の下げ過ぎ」に注意が必要です。

アメリカの心臓病学会は、２０１７年に高血圧治療ガイドラインに、最高血圧１３０～１３９㎜Hgをステージ1の高血圧と設定しました。日本もそれにならい、**１４０㎜Hgを超えると高血圧**と診断されます。

これに対し、ドイツ研究センターヘルムホルツ協会の研究チームが、１万１６０３人の中年期ドイツ人男女を対象に、喫煙、肥満などの生活習慣、血圧、抑うつ状態の有無、心臓病の発症などを、10年にわたって追跡調査したところ、異なる結果になりました。

最高血圧１４０㎜Hg・最低血圧90㎜Hg以上のステージ2のグループは、正常血圧（最高血圧１２０㎜Hg・最低血圧80㎜Hg未満）のグループに比べると、心血管疾患による死亡率が61％上昇していましたが、その中間であるステージ1のグループと比べて、死亡率の有意な上昇は認められなかったのです。

逆に、抑うつ状態の頻度を調べると、高血圧で治療を受けていないグループが33％だったのに対し、降圧薬治療を受けているグループは47％にのぼっていました。

この結果から、研究グループはアメリカの基準を適用して高血圧治療を行うと、抑うつ状態が増加するだろうと警鐘を鳴らしています。高齢者については、血圧を下げることに注力するだけでなく、うつによる認知機能低下を招かないような治療計画が必要です。

●ＨＤＬコレステロール●

近年、**認知症とＨＤＬコレステロールとの関係**が注目されています。

日本の国立がん研究センターは、長野県佐久市で得られた、１１１４人の健診データに基づいて、ＨＤＬコレステロールと軽度認知障害や認知症との関係を調べています。

約20年間の追跡調査の間に、３８６人が軽度認知障害、53人が認知症と診断されたのですが、それらの被験者を、ＨＤＬコレステロール濃度で4つのグループに分けて、喫煙や飲酒などほかの危険因子を統計学的に調整して比較したのです。

その結果、ＨＤＬコレステロール濃度がもっとも低いグループに比べて、濃度が高くなるほど軽度認知障害も認知症もリスクが低下していたのです。その差は大きく、もっとも高いグループは、もっとも低いグループに比べて軽度認知障害は53％、認知症は63％、リスクが低下していました。

この研究報告から、中年期のＨＤＬコレステロールが高齢になったときの認知機能に関係していることが明らかになりました。

ＨＤＬコレステロールの基準値は40㎎／dL以上です。増やす努力をしましょう。

腸内環境を整えよう

腸は第2の脳

脳と腸は別々の臓器でありながら、お互いに影響し合っていることがわかっています。

例えば、ストレスを感じるとおなかが痛くなったり、下痢をしたりするのは、脳が自律神経を介して腸に影響を与えているからといわれています。

逆に、腸の状態が脳に影響を与えるという研究報告もあります。国立長寿医療研究センターの研究グループは、腸内細菌の状態やそれらがつくり出す物質が、認知機能に影響をもたらす可能性を指摘しています。

そのため、最近では「腸は第2の脳」「脳腸相関」など、脳と腸の関連を示す言葉が使われるようになっています。

腸の炎症が認知機能に影響

最近では、腸の炎症と認知機能との関連が指摘されています。特に私が問題視しているのが、**グルテンによる腸の炎症**です。

86ページでも解説しているように、近年、グルテンでアレルギー反応を起こす人が増えています。小麦アレルギーのある人が、そうと知らずに小麦製品を食べ続けていると、下痢や便秘など消化器のトラブルだけでなく、疲労感、集中力の低下なども招きます。

さらに、腸の粘膜がダメージを受けてバリア機能が低下し、本来なら通り抜けられない消化されていない内容物や腸内細菌が腸から漏れ出して、血液と混じり、全身に運ばれて**慢性的な炎症をもたらす**ことになります。

このような状態を、**リーキーガット症候群**といいます。腸から漏れ出た物質が血液に混じると、体はそれらを有害物質とみなし、攻撃します。その結果、全身で炎症反応が起こることになります。

炎症は認知機能低下の大きな要因となります。腸を元気にすることは、認知機能の低下を防ぐ大きな助けになるでしょう。

●腸内環境を整えよう●

腸の状態は、腸にすんでいる腸内細菌のバランスに左右されます。

腸内細菌には消化吸収を助け、健康維持や病気予防に役立つ働きを持つ**善玉菌**と、病原菌などを殺す役割があるけれど増えすぎると腸内環境を悪化させる**悪玉菌**、腸内環境がいいときはおとなしくしているけれど、悪化すると悪さをする**日和見菌**の3種類があります。

どのグループにもちゃんと役割があり、**善玉菌：悪玉菌：日和見菌が2：1：7というバランスがいい状態**を保てていれば、腸内環境は悪化しません。しかし、乱れた食生活を送っていたり、運動不足、睡眠不足、ストレス過多な生活を送ったりしていると、腸内細菌のバランスはすぐに悪化してしまいます。規則正しい生活を送り、善玉菌を増やす食事を心がけましょう。

腸内環境をよくする食べ物の代表は、発酵食品です。特にキムチやぬか漬けなどは、腸内の善玉菌を増やす乳酸菌が含まれているので積極的に食べましょう。また、善玉菌のエサになる食物繊維をしっかりとることも、腸内環境の改善に役立ちます。水溶性食物繊維を多く含む海藻や、オクラや納豆などネバネバした食材は、腸内の善玉菌を増やすうえ、血糖値の上昇を抑える働きもあります。

グルテンに対するアレルギーがある場合は、86ページで紹介しているように、**徹底したグルテンフリー**を実践することで、症状はかなり改善されます。また、腸の状態もよくなって、慢性炎症の改善につながります。すでに腸がダメージを受けている場合は、70ページで紹介しているボーンブロスをとることで、腸粘膜の修復を促すことができます。

予防に重要なこと

食べられるお口

●歯周病菌が認知症のリスクに●

数年前に、脳のなかに、歯周病をもたらすジンジバリス菌がいることが明らかになり、認知症との関連性が指摘されました。

歯周病があると、常に炎症が起こった状態になり、慢性炎症の大きな要因となります。

日本人の約8割は歯周病を持っているか、その予備軍といわれていて、歯を失う大きな要因となっています。

ジンジバリス菌は、細胞に侵入する力が強く、歯ぐきの血管に入り込んで全身に送られると、その先で悪さをすることがわかってきました。特に動脈硬化との関連が指摘されていて、血管の細胞からジンジバリス菌が発見されたという報告がいくつもあります。

また、脳は歯と近い位置にあるため、ジンジバリス菌が侵入しやすく、アルツハイマー病のリスクが高まることがわかっています。

また、近年、認知機能と口腔環境の関係が注目されています。

加齢によって、食べ物を噛んだり、飲み込んだりする機能が低下したり、滑舌が悪くなったりすると、たくさん食べられなくなりますし、話すこと（コミュニケーション）もおっくうになります。

どちらも認知機能に深く関わっているので、これらが低下してしまうと、認知機能も悪化していくことになります。

そのため、最近では**認知症予防のためにはお口のケアを積極的に行う**よう、すすめられています。

●歯科での定期的なケア●

自宅で毎食後に歯磨きを行うことも大事なのですが、高齢になっても自分の歯を維持するためには、それだけでは不十分なことが明らかになっています。

昔は、歯科は歯が痛くなるなど、自覚症状があってから通うものでした。しかし、最近では歯に痛みや腫れがなくても、3〜4か月に1回程度、歯科を受診して、お口の中の状態をチェックするようすすめられています。

さらに、重要なのが、過去に治療した歯の治療です。アルツハイマー病のリスクになる水銀は、それほど遠くない過去に、歯の治療に使われていました。

水銀を使用している「アマルガム」という金属は30年ほど前から使用されなくなりま

したが、過去に治療を受けた歯が悪影響を及ぼしているケースが少なからずあるのです。

アマルガムを使用した治療済みの歯がある場合は、それを除去することをおすすめします。歯科でチェックしてもらいましょう。

●ココナッツオイルプリング●

むし歯や歯周病予防に効果的なうがいとしてすすめているのが、**ココナッツオイルプリング**です。プリング（pulling）とは、「引き出す」とか「引きはがす」という意味で、ココナッツオイルで口をすすぐ健康法です。

もともとは、インドの伝統医学・アーユルヴェーダの中のオイルを用いた口腔ケア「ガンドゥーシャ」が由来とされています。

クリーニングでは、油汚れを油で落とします。その理論と同じで、口の中の油汚れをココナッツオイルで洗い流します。病原菌の細胞膜の主成分は油ですし、病原菌が出す毒素も油を含んでいます。ココナッツオイルで口を洗い流すことは、理にかなっています。

ココナッツオイルには強力な殺菌力があるので、病原菌を殺す力も期待できます。

やり方は簡単です。ココナッツオイル大さじ1を口に含んでなじませ、オイルを口の中で転がすようにしてすすぎます。5～10分間経ち、だ液が混じって水っぽくなったら、ティッシュなどに吐き出しましょう。

聞こえの維持

●聴力の低下が認知症の要因に●

聴力と認知機能との関連が指摘されています。2017年に開催された、国際アルツハイマー病学会では、聴力は高血圧、肥満、糖尿病などとともに認知症の危険因子のひとつとして挙げられました。さらに、2020年には「認知症の予防可能な40％の12の要因のなかで、難聴はもっとも大きな危険因子である」と指摘されたのです。

耳が健康な人に比べ、**難聴がある人は認知症のリスクが軽度難聴で2倍、中等度難聴で3倍、高度難聴では5倍以上**になるという報告（国際アルツハイマー病学会）もあり、聞こえの重要さが注目されています。

音を聞くことは、脳への刺激になります。聴力が低下すると、それだけ神経細胞が使われなくなり、認知機能の低下を招きます。

また、会話が聞き取りにくくなると、人とのコミュニケーションが減ってしまいます。認知症の危険因子であるうつや引きこもりにもつながり、認知機能低下の大きな要因となります。

●加齢による聴力低下に備えよう●

聴力の低下にも、動脈硬化が関係しています。高血圧、高血糖、脂質異常症などがある場合は、それらを予防・改善することが難聴対策につながります。

基本的には、認知症予防のための、食生活や運動、睡眠などを実践していれば、自然と動脈硬化の予防になります。

ストレスが関係する難聴もありますが、その場合は一時的なもので、早めに適切な治療を受けることでほとんどはよくなります。

早期治療が大事なので、聞こえが悪くなった、耳鳴りがするなどを感じた場合は、すぐに耳鼻科や耳鼻咽喉科を受診しましょう。

とはいえ、加齢とともに聴力は徐々に落ちていきます。日常生活に支障がなければ問題ないのですが、会話が聞き取りにくくなったなど、不便さを感じたときには、**補聴器の活用**も検討しましょう。

補聴器は内蔵されているマイクロホンが、周囲の音を大きくしてくれる医療機器です。使用を始めてから調整する必要があるので、通いやすく、認定補聴器技能者が常駐していて、聴力の測定を行う設備が整っている専門店で選びましょう。

おわりに

私のアルツハイマー病研究は、東京都老人総合研究所でのマウスの実験から始まりました。その後、順天堂大学では患者さんの診察を行うようになったのですが、患者さんを診察していると、アルツハイマー病はどうやっても「治らない」ということがわかってきました。

最後まで患者さんをサポートするためには、入院病棟が必要です。現在、診察を行っているお茶の水健康長寿クリニックに入院病棟を設けることは難しい……。そう思い至ったとき、生まれ故郷である群馬県の館林に、介護付き有料老人ホームを開設することを決断しました。

介護付き有料老人ホームであれば、病院ではできないサポートを行うことができます。ちょうどその頃、アルツハイマー病の治療では「食」が大事であるということもわかってきていました。新設する施設では、「食」を治療の主軸として考える、新たな試みを行うことにしたのです。

まず、施設で使用する食材をつくるための農地を用意して、安心・安全で治療に役立つ米や野菜、畜産物を自前で準備することにしました。

現在、館林の施設で提供している玄米は、クリニックでオリゴスキャンした結果をもとに、患者さんに足りない栄養素を加えて栽培したものです。入居者さんには、アルツハイマー病で足りない栄養素をプラスした、特別なお米を食べてもらっています。開設から6年が経ち、入居者さんが元気に過ごす様子を見て、私の考えは間違っていなかったと確信を持っています。予防のための食を提供することが、入居者さんの長寿につながりました。食事がいかに重要であるか、今後、データをとり、その効果をまとめたいと考えているところです。

これまでの介護は、胃ろうや点滴などが当たり前に行われていますす。これは大きな間違いであると、私は考えています。必要な栄養が入った食事を自分の口で食べることが、最後まで元気に過ごすために何より重要である、そう思うからです。館林の介護付き有料老人ホームは、それを実証するための施設でもあります。

本書には、これまでに調べた膨大な資料から、認知機能の低下を確実に遅らせるメソッドを紹介しています。本書が皆さまの健康長寿の一助となることを願っています。

お茶の水健康長寿クリニック院長　白澤卓二

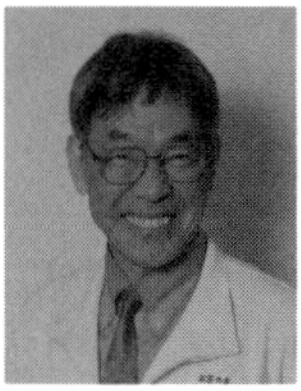

〔著者〕
白澤卓二
Takuji Shirasawa

医学博士。白澤抗加齢医学研究所所長。お茶の水健康長寿クリニック院長。Residence of Hope館林代表。千葉大学医学部卒業後、東京都老人総合研究所、順天堂大学大学院医学研究科・加齢制御医学講座教授などを経て、2018年にお茶の水健康長寿クリニックを開設。著書に『Dr.白澤のアルツハイマー革命　ボケた脳がよみがえる』（主婦の友社）、『脳の毒を出す食事』（ダイヤモンド社）、訳書に『アルツハイマー病 真実と終焉』（ソシム）など300冊を超える。

STAFF
ブックデザイン　小口翔平、後藤司（tobufune）
本文デザイン　大森由美（ニコ）
構成　大政智子
撮影　佐山裕子（主婦の友社）、村尾香織（白澤先生プロフィール）
イラスト　コミックスパイラる
DTP担当　伊大知桂子（主婦の友社）
編集担当　近藤祥子（主婦の友社）

Dr.《ドクター》白澤《しらさわ》の実践《じっせん》メソッド
100寿《じゅ》をめざす
認《にん》知《ち》症《しょう》最《さい》新《しん》戦《せん》略《りゃく》

2025年1月10日　第1刷発行

著　者　白澤卓二《しらさわたくじ》
発行者　大宮敏靖
発行所　株式会社主婦の友社
〒141-0021東京都品川区上大崎3-1-1目黒セントラルスクエア
電話　03-5280-7537（内容・不良品等のお問い合わせ）
049-259-1236（販売）
印刷所　大日本印刷株式会社
ISBN978-4-07-461020-4